周氏养生保健手书集萃

（下册）

周尔晋 著

合肥工业大学出版社

图书在版编目(CIP)数据

周氏养生保健手书集萃(上、下册)/周尔晋著. —合肥:合肥工业大学出版社,2010.4(2020.4 重印)

ISBN 978-7-5650-0177-2

Ⅰ. 周… Ⅱ. 周… Ⅲ. ①养生(中医)—基本知识②保健—基本知识 Ⅳ. R212 R161

中国版本图书馆 CIP 数据核字(2010)第 061827 号

特约校对 丁黎华 程 平 汤中华 陈 颖

周氏养生保健手书集萃(上、下册)

周尔晋 著　　责任编辑 疏利民　　特约编辑 郑树安

出 版	合肥工业大学出版社	版 次	2010 年 4 月第 1 版
地 址	合肥市屯溪路 193 号	印 次	2020 年 4 月第 4 次印刷
邮 编	230009	开 本	710 毫米×1000 毫米 1/16
电 话	总 编 室:0551-62903038	印 张	47　　彩 插 0.5
	市场营销部:0551-62903198	字 数	620 千字
网 址	www.hfutpress.com.cn	印 刷	合肥现代印务有限公司
E-mail	hfutpress@163.com	发 行	全国新华书店

ISBN 978-7-5650-0177-2　　定价:60.00 元

2006年8月25日

治疗哮喘取穴（手穴）

可取：哮喘点、肺点、气管点、咳喘点、肾点、心点、头顶点、前头点、后头点、脾点。

以哮喘点、肺点、气管点、脾点为重点。哮喘点治哮特灵，针刺双哮喘点，哮喘可立止，但要注意心脏病患者不宜扎手穴。肺与气管与哮喘关系密切，土生金，脾为肺之母，故压脾点可强肺，亦可祛痰。

本病十分顽固，即使痊愈，也要再压 2～3 个疗程，以巩固疗效。

2006年8月26日

治疗百日咳取穴（手穴）

可取：气管点、肺点、脾点、肾点、后头点、头顶点、咳喘点、哮喘点、胸点。5 岁以下小儿，可施用小儿推拿法。补脾土 300 次，清肝木 200 次，清心火 200 次，清肺金 300 次，补肾水 300 次，揉外劳宫 200 次，推三关 300 次，分推肩胛骨 100 次，揉肺俞 50 次，以上为 2 岁小儿剂量，岁大酌加，岁小酌减。成人则适用于手穴棒压。坚持不懈，自有妙用。

2006年8月27日

治疗肺炎取穴（手穴）

可取：肺点、胸点、头顶点、后头点、心点、咳喘点、哮喘点、气管炎点、脾点、肾点、大肠点。

如来势凶，可配耳穴，取穴：肺、交感、神门、平喘、肾上腺、内分泌、皮质下、枕、脾、肾、大肠。重点在于退热，体穴可配：合谷、外关、曲池、承山、冲阳。均取双侧。

严重者急送医院抢救，勿误！

2006年8月28日

治疗支气管肺炎取穴（手穴）

可取：气管点、肺点、三焦点、前头点、头顶点、后头点、脾点、肾点、神门、咳喘点、哮喘点。

支气管肺炎，不同于肺炎，是支气管也有炎症，里外同发炎。如咳嗽严重，则以气管点、肺点、脾点、咳喘点为重点，如哮喘严重，则以气管点、肺点、肾点、哮喘点为重点。发热则以气管点、肺点、头顶点、心点、肾点为重点。

严重者，应急送医院急救，勿误！

2006年8月29日

治疗肺气肿取穴（手穴）

可取：肺点、胸点、气管点、咳喘点、哮喘点、头顶点、心点、肾点、后头点、三焦点、脾点。

以肺点、哮喘点、气管点、头顶点为重点。本病顽固，可配耳穴，取：肺、交感、神门、肾上腺、内分泌、皮质下、枕、脾、肾、心。另配捏脊。

应争取早治，若形成肺心病就难治了。

2006年8月30日

治疗缺盆痛取穴（手穴）

可取：少商、商阳、太渊、肩点、神门。

此症未曾治过，缺盆应在肩之上、颈之旁，是个“死角”，一旦患病，甚为麻烦，故此方不可忽视。

如手穴效果欠佳，可配脚穴，参考手穴取。耳穴可在肩与颈项之间压痛取“高升点”。

治疗肩背痛取穴（手穴）

可取：少商、少泽、太渊、鱼际、二间、养老、阳池、支沟、肩点、胸点、后头点、颈项点。以其最敏感点为重点，如效果不佳，可用×形法取脚穴，左取右，右取左，在脚四、五趾（治肩）或三、四趾基关节后近寸处压痛取点，指压每穴10分钟以上。

2006年9月1日

治疗胁肋痛取穴（手穴）

可取：少冲、中冲、神门、少府、腕骨、阳谷、大陵、劳宫、支沟、胸点、前头点、肝点、脾点。

先应弄清病因而后治，如因肝脾引起，便应以肝点、脾点为重点，如系外伤或神经系问题，则以其中最敏感穴为重点。亦可用大×形，取法同肩背，可在健侧脚背三、四趾或四、五趾之间压痛取点，每穴压穴10分钟以上。

2006 年 9 月 2 日

治疗肘臂痛取穴（手穴）

可取：少泽、中冲、神门、关冲、太渊、阳溪、少府、少冲、前谷、后溪、腕骨、阳谷、养老、内关、大陵、液门、中渚、阳池、外关、肩点、前头点、后头点。

压手穴治肘臂穴太多，只能择其最痛最敏感者而用之。亦可用大×形，左取右，右取左，取脚穴四、五趾后压痛取“高升点”，压穴 10 分钟以上。

2006 年 9 月 3 日

治疗头痛取穴（手穴）

可取：鱼际、合谷、阳溪、少泽、腕骨、大陵、液门、头顶点、偏头点、前头点、后头点、肾点、肝点、心点、脾点。

根据头痛不同位置，选取不同重点，前头痛取：合谷、鱼际、前头点、脾点为重点；偏头痛取：液门、大陵、偏头点、肝点为重点；头顶痛取：阳溪、头顶点、心点为重点；后头痛取：少泽、腕骨、后头点、肾点为重点。

亦可配脚穴，可参考手穴取其相应点。

治疗手挛指痛取穴（手穴）

可取：少商、腕骨、中渚、肩点。一般手指、手掌类病，是最难治之症，尤其是治瘫痪，更是难上之难，本方取穴应引起重视。如疗效差，可加配大×形，左取右，右取左，取健侧脚掌、脚趾相应点治之，每穴压穴10分钟以上。

2006年9月5日

治疗腰痛取穴（手穴）

可取：合谷、腰腿点、肾点、后头点、脊柱点、命门点。腰为肾之府，亦为人体之支柱，故特别重要。腰腿点，不仅对扭、挫伤作用好，亦可治其他急慢性腰痛，故可作重点。

如疗效差，可配耳穴腰椎，或用大×形配四肢穴。

2006 年 9 月 6 日

治疗颈项肿痛取穴（手穴）

可取：前谷、颈项点、后头点。颈项，尤其是颈椎，乃是人体之总开关，位置十分重要。

用人体大×形，可在手、脚颈部取“高升点”，前侧取前，后侧取后，左侧取左，右侧取右，压痛取点，可取双侧，每穴指压 10 分钟以上。手穴可起配合作用。

此病不可轻视，严重者应送医院急救勿误。

2006 年 9 月 7 日

治疗膝痛取穴（手穴）

可取：腰腿点、前头点。膝痛折磨我半生，手穴可用作辅助治疗。而最灵是大×形，左取右，右取左，在肘关节取点，内侧取内，外侧取外，左侧取左，右侧取右，强力指压 10 分钟以上，可治一切膝病。

如疗效不佳，可取手穴用做辅助。

2006年9月8日

治疗足跟痛取穴（手穴）

可取：足跟点、后头点。此病取穴，完全同于我的大×形取穴法。除治足跟痛之外，亦可治足跟裂口，治裂同于治痛。

足跟亦是人体重要部位，与手掌根一样，代表人体之肾区与肾线，系泌尿生殖系统，应重视加以开发。

2006年9月9日

治疗髀区痛取穴（手穴）

可取：脊柱点、会阴点，手穴只起配合作用。可以按大×形，左取右，右取左，在双臂后侧近肩处压痛取点，一般只取健侧，强压穴10分钟以上。亦可在脚背四、五趾之后压痛取点，取法同臂，指压或棒压穴位10分钟以上。如效不佳，可配手穴。

2006年9月10日

治疗落枕取穴（手穴）

可取：颈项点、后头点、头顶点，手穴可为辅助治疗之用。可在双脚脚背三、四趾与四、五趾后压痛取点，两脚共取四个点，每穴强压10分钟以上。如疗效欠佳，可配用手穴。

患落枕者常有颈椎病，最好压两个疗程，每个疗程20天，以彻底治好颈椎病。

2006年9月11日

治疗肩周炎取穴（手穴）

可取：肩点、神门、前头点、头顶点、后头点，手穴可作为辅助。取大×形，左取右，右取左，如双肩有病，则双取。在脚背四、五趾之后压痛取点，每穴指压10分钟以上。如疗效不显，可以加配手穴。

此病顽固，愈后，要再压1～2个疗程，以巩固疗效。

治疗乳腺炎取穴（手穴）

可取：鱼际、胸点、肺点、头顶点、后头点、前头点、偏头点，以鱼际、胸点、头顶点为重点。

如疗效不理想，可在脚背三、四趾后压痛取“高升点”，亦可在双足三里、双手三里穴附近压痛取点，亦可配耳穴：乳腺、胸、神门、肾上腺、内分泌、皮质下、枕等穴。

青、中、老年妇女均不可忽视乳部“肿块”，如不及早求治，便有癌变之可能。

2006年9月13日

治疗肛裂取穴（手穴）

可取：会阴点、大肠点、脾点、肺点、后头点。

如疗效欠佳，可配耳穴：肛门、直肠下段，神门、内分泌、肾上腺、皮质下、枕。或采用大×形，在双手手颈与双脚脚颈部压痛取“高升点”每穴强压10分钟以上。

老年人在大便时，要尽量顺其自然，勿硬使蛮力，伤害肛门，更要防止脱肛。

2006年9月14日

治疗冻疮取穴（手穴）

可取：肺点、脾点、肾点、头顶点、后头点，手穴为辅助。可用大×形，手、足有冻疮，左取右，右取左，分别在足与手的相应部位治疗。脸部有冻疮，左脸取右足，右脸取左脚，压痛取“高升点”治疗。如疗效慢，可加配手穴与耳穴。

要争取早治，力求根治，以免年年复发。

2006年9月15日

治疗疖肿疽痛取穴（手穴）

可取：相应部位，后头点、头顶点、肺点、脾点、肝点，手穴为辅助穴位。可用大×形治疗，左取右，右取左，上取下，下取上，在相应部位找“高升点”指压，四肢部好取。胸、腹、肩背、头部、面部，可在双脚背压痛取“高升点”指压。颈部可在手颈与脚颈部压痛取“高升点”，指压10分钟以上，时间不限，前侧取前，后侧取后，左侧取左，右侧取右。

2006年9月16日

治疗丹毒取穴（手穴）

可取：肺点、后头点、神门、头顶点、脾点、相应部位，手穴为辅助穴位。一般可用大×形，左取右，右取左，上取下，下取上，在相应部位压痛取“高升点”。如配耳穴，可取相应部位、肺、脾、神门、肾上腺、内分泌、皮质下、枕。

压穴时间与疗程不限，尽量长些，以达根治之目的。

2006年9月17日

治疗骨折止痛取穴（手穴）

骨折要请医生手术复位与石膏固定。止痛可取手穴：相应部位、头顶点、神门、肾点、后头点。

耳穴可取：相应部位、神门、肾、肾上腺、内分泌、皮质下、枕。

大×形，按左病右取，右病左取，上病下取，下病上取法，在相应部位找“高升点”指压，时间与疗程不限，有加速愈合之可能。

2006年9月18日

治疗扭挫压伤取穴（手穴）

可取：相应部位、神门、头顶点、后头点、脾点、肝点，手穴为辅助穴位。可用大×形治疗，左取右，右取左，上取下，下取上，在相应部位，压痛取“高升点”，指压10分钟以上，必有奇效。

耳穴可取：相应部位、神门、肾上腺、内分泌、皮质下、枕。脚穴可参考手穴取点。

痊愈后，也要保健按摩一段时间，避免有后遗症。

2006年9月19日

治疗急性蜂窝组织炎取穴（手穴）

取双侧手穴：相应部位、脾点、神门、肺点、肝点、后头点。

取双侧耳穴：相应部位、肺、脾、肝、神门、肾上腺、内分泌、枕、皮质下。

人体大×形，左取右，右取左，上取下，下取上，取相应部位“高升点”，指压10分钟以上，其时间与疗程不限，自然有其奇效。

坚持下去，就是胜利。

2006年9月20日

治疗颈扭伤取穴（手穴）

取双侧手穴：颈项点、头顶点、后头点、脊柱点、腰腿点。

取双侧耳穴：颈、颈椎、神门、肾上腺、内分泌、皮质下、肾、枕。两脚可以参考手穴取点。大×形，可以在手颈与脚颈上取，取四个点，前侧取前，后侧取后，左侧取左，右侧取右，压痛取“高升点”，指压10分钟以上，时间与疗程不限，愈后再压一段时间，避免后遗症。

2006年9月21日

治疗麻痹性肠梗阻取穴（手穴）

取双侧手穴：大肠点、小肠点、头顶点、三焦点、脾点。

取双侧耳穴：大肠、小肠、交感、皮质下、腹。

大×形，可在双足三里、双手三里穴之下，压痛取四个“高升点”，每穴指压10分钟以上，时间与疗程不限。

如系急性病，应立即送医院抢救，不可延误。

本法可用在闭塞山区，临时急救用，控制之后，还要继续医治，不可大意。

2006年9月22日

治疗多发性淋巴结肿大取穴（手穴）

取双侧手穴：后头点、髋、相应部位、神门、头顶点、脾点、肝点、肺点。

双侧耳穴：相应部位、神门、肾上腺、内分泌、皮质下、枕、肝、脾、肺。

人体大×形，左取右，右取左，上取下，下取上，在相应部位压痛取“高升点”，强压每穴10分钟以上，时间与疗程不限。有时淋巴结肿大，因炎症引起，要找出病根，对症治疗。

2006年9月23日

治疗不明原因浮肿取穴（手穴）

取双侧手穴：肾点、命门、心点、肝点、三焦点、头顶点、后头点，以肾点、命门、心点为重点。双脚脚穴，可以参考手穴取。

取双侧耳穴：肾、膀胱、心、肝、耳中、皮质下、枕，以肾、膀胱、心为重点。

大×形法，取双三阴交配双内关、双阴陵泉配双曲泽，每穴指压10分钟以上，疗程与时间不限。大凡浮肿、不是肾、就是心脏有病，要查清病因，对症施治。

2006年9月24日

治疗不明低热取穴（手穴）

取双侧手穴：肺点、头顶点、心点、肾点、肝点、脾点、神门、后头点、三焦点，以肺点与头顶点为重点。

取双侧耳穴：肺、皮质下、神门、肾上腺、内分泌、枕、肾、心、肝、脾，以肺、皮质下为重点。

体穴可取：双合谷、双外关、双曲池、双承山、双冲阳。每穴强压10分钟以上，疗程与时间不限。

发热，多半因炎症而起，最好还是搞清病因，对症施治为妙。

2006年9月25日

癌肿止痛取穴（手穴）

取双侧手穴：相应部位、神门、三焦点、头顶点、后头点。

取双侧耳穴：相应部位、神门、交感、肾上腺、内分泌、皮质下、枕。

大×形，上取下，下取上，左取右，右取左，在相应部位压痛取“高升点”。内脏病，按内脏所在部位上下、内外，在四肢上取“高升点”，指压10分钟以上，时间与疗程不限。

2006年9月26日

治疗呼吸困难与抑制取穴（手穴）

取双侧手穴：三焦点、肺点、气管点、哮喘点、后头点、心点、头顶点，以肺点、心点、头顶点为重点。

取双侧耳穴：肺、心、胸、气管、交感、神门、肾上腺、皮质下、枕，以肺、心、交感为重点。

×形体穴：取双内关配双三阴交，双内劳宫配双涌泉，双足三里配双手三里。

更严重者应送医院急救，不可犹豫而贻误治疗时机，千万不能大意。

2006年9月27日

治疗惊厥取穴（手穴）

取双侧手穴：神门、内关、后头点、头顶点、脑干、中冲、心，以心、头顶点为重点。

取双侧耳穴：心、神门、枕、脑干、皮质下、肾上腺、肝、肾，以心、皮质下、脑干为重点。

×形体穴：取双涌泉配双劳宫，双内关配双三阴交。亦可取人中穴。

严重者立送医院急救，本法只用于交通闭塞处或边远处急救施用。

治疗类风湿性关节炎取穴（手穴）

取双侧手穴：相应部位、神门、肾点、三焦点、后头点、头顶点、肝点、脾点，以相应部位、肾点、肝点、脾点、头顶点为重点。

取双侧耳穴：相应部位、神门、肾上腺、内分泌、皮质下、枕、肾、肝、脾，以相应部位、神门、肾上腺、内分泌为重点。

类风湿关节炎能使关节变形而致残，又不利于用人体大×形。耳压效果最好，配合手穴、脚穴，脚穴参考手穴去取。

2006 年 9 月 29 日

治疗风湿性关节炎取穴（手穴）

取双侧手穴：相应部位、神门、肾点、三焦点、后头点、头顶点、肝点，以相应部位、肝点为重点。

取双侧耳穴：相应部位、神门、肾上腺、内分泌、皮质下、枕、肝、脾，以相应部位、神门、肾上腺、内分泌、枕为重点。

人体大×形，上取下，下取上，左取右，右取左，取其相应点，压痛取“高升点”，每点强压 10 分钟以上，时间与疗程不限，常有良好的作用。

2006年9月30日

治疗甲状腺功能减退取穴（手穴）

取双侧手穴：甲状腺、三焦点、脑点、神门，以甲状腺为重点。

取双侧耳穴：甲状腺、内分泌、脑点、神门、肾上腺、皮质下、枕，以甲状腺、脑点、内分泌、皮质下为重点。

人体大×形，可在手颈前侧即列缺穴前压痛取“高升点”，脚穴参考手穴压痛取点，共取四个点，每点指压10分钟以上，时间与疗程不限。以上方不仅可治“甲减”，亦可治“甲亢”，故“甲亢”方不另写了。

痊愈之后，再压一段时间，以巩固疗效，切切！

2006年10月1日

治疗肌萎侧索硬化症取穴（手穴）

取以侧手穴：肾点、三焦点、脑干、后头点、头顶点、心点。以肾点、脑干为重点。

取双侧耳穴：脊髓、肾、内分泌、脑干、枕、皮质下、心，以脊髓、肾、脑干为重点。

四肢大×形，宜在臂肩部、腿髋部之后侧压痛取“高升点”，共四个点，每点指压10分钟以上，疗程与时间不限。

双脚脚穴，可参考手穴取。

本病宜早治，中期犹可为，晚期则无望。

2006年10月2日

治疗血小板减少性紫癜取穴（手穴）

取双侧手穴：肝点、脾点、三焦点、神门、心点、肾点、肺点，重点肝点、脾点。

取双侧耳穴：肝、脾、内分泌、神门、心、肾、肺、脑点，重点肝、脾、肾。脚穴可参考手穴取。

捏脊，有改善血液功能，从下向上捏，每天捏1次，一次捏5遍，坚持下去，必有妙用。

×形体穴：可取双涌泉配双劳宫，双内关配双三阴交，双足三里配双手三里，双太溪配双太渊。

血小板减少最怕外伤出血，千万要注意。

2006年10月3日

治疗血尿取穴（手穴）

取双侧手穴：肾点、命门点、神门、肝点、脾点、三焦点、脑点、肾上腺。

取双侧耳穴：肾、膀胱、神门、肾上腺、内分泌、肝、脾、膈、脑点，以肾、脾、膈、脑点为重点。

×形体穴：双劳宫配双涌泉，双三阴交配双内关，双列缺配双解溪，双阴陵泉配双曲泽。

捏脊，从下向上捏，每天捏 1 次，一次捏 5 遍。以列缺、涌泉、三阴交为重点。

2006 年 10 月 4 日

治疗骨刺取穴（手穴）

取双侧手穴：相应部位、肾点、三焦点、后头点、肾上腺。

取双侧耳穴：相应部位、肾、神门、肾上腺、内分泌、脑点、皮质下、枕。

人体大×形，上取下，下取上，左取右，右取左，在相应部位压痛取“高升点”，指压或棒压 10 分钟以上，时间与疗程不限。

耳穴的肾、脑点、相应部位是重点，大×形取的“高升点”，也是重点。

此症虽小，却顽固，坚持下去，就是胜利。

2006 年 10 月 5 日

治疗心烦取穴（手穴）

取双侧手穴：少商、中冲、鱼际、神门、少泽、大陵、支沟、心点、头顶点、小肠点、心慌绞痛点，以心点、鱼际、头顶点、中冲为重点。

取双侧耳穴：心、小肠、神门、交感、肾上腺、皮质下、枕、肝、脾，以心、神门、交感为重点。

×形体穴取：双内劳宫配双涌泉，双内关配双三阴交，双神门配双昆仑。亦可在双肩、双髋附近内侧压痛取四个“高升点”，每点指压 10 分钟以上，压穴时间与疗程不限。可配捏脊。

2006 年 10 月 6 日

治疗心绞痛取穴（手穴）

取双侧手穴：少冲、中冲、太渊、神门、内关、大陵、支沟、心点、小肠点、头顶点、心慌绞痛点，以心点、中冲、内关、心慌绞痛点为重点。

取双侧耳穴：心、小肠、神门、交感、皮质下、肾上腺、枕、肝、脾，以心、交感、神门、皮质下为重点。

×形体穴取：双内劳宫配双涌泉，双内关配双三阴交，双神门配双昆仑。

严重者应送医院急救，本法适用于交通闭塞地区急救。

2006 年 10 月 7 日

治疗心痹悲恐取穴（手穴）

取双侧手穴：鱼际、神门、心点、小肠点、头顶点。

取双侧耳穴：心、小肠、神门、皮质下、交感、肝、脾，以心、皮质下、交感、神门为重点。脚穴可参考手穴取。

×形体穴取：双合谷配双太冲（此两穴有高度镇静作用），双内关配双三阴交，双神门配双昆仑，双太渊配双太溪。亦可在双肩、双髋内侧压痛取四个“高升点”指压，每穴指压 10 分钟以上，时间与疗效不限。

2006 年 10 月 8 日

治疗低血压取穴（手穴）

取双侧手穴：心点、小肠点、升压点、中冲、头顶点、后头点、肝点、脾点。

取双侧耳穴：心、小肠、升压点、皮质下、枕、肝、脾，重点：心、升压点。

血压下降，体质较弱，×形体穴取：双内劳宫配双涌泉，双内关配双三阴交，双足三里配双手三里，双太渊配双太溪。

严重者送医院急救，本法适用于交通闭塞地区急救。

2006 年 10 月 9 日

治疗高血压取穴（手穴）

取双侧手穴：降压点、三焦点、神门、心点、头顶点、小肠点、肝点、脾点、鱼际、后头点、颈项点，以心点、头顶点、鱼际、降压点为重点。

取双侧耳穴：降压点、降压沟（耳背）、神门、交感、心、皮质下、小肠、肾上腺、枕、颈椎，以降压点、心、皮质下为重点。

降压体穴有涌泉、太冲、三阴交、足三里、阴陵泉、合谷、内关、神门、曲池、印堂等要穴，可选配使用。捏脊要从上向下捏。

2006年10月10日

治疗无脉症取穴（手穴）

取双侧手穴：三焦点、肾点、心点、肝点、头顶点、肺点、脾点、相应部位，以心点、脾点、肾点、肺点、头顶点为重点。

取双侧耳穴：交感、心、肾、肾上腺、皮质下、脾、肝、肺、相应部位，以心、脾、肾、皮质下、肺为重点。体穴可取复溜

此症未曾治过，但心运血、脾统血、肾生血、肝藏血、肺司气，气行血行、气止血止。按此理去取穴，是可以治好无脉症的。长期坚持，耐心压穴，手穴与耳穴配合，是可以取得胜利的。

2006年10月11日

治疗心动过速取穴（手穴）

取双侧手穴：心点、三焦点、神门、小肠点、头顶点、肾点、后头点、鱼际、中冲、少府，以心点、头顶点、少府、中冲为重点。

取双侧耳穴：心、交感、神门、皮质下、肾、枕、小肠、肝、脾，以心、交感、神门、皮质下、小肠为重点。

体穴可取：双内劳宫配双涌泉，双内关配双三阴交，双神门配双昆仑，双太渊配双太溪。亦可在双肩、双髋内侧压痛取四个高升点，每点指压 10 分钟以上，时间与疗程不限。

2006 年 10 月 12 日

治疗心肌炎取穴（手穴）

取双侧手穴：心点、三焦点、神门、小肠点、脾点、后头点、肝点，以心点、脾点、小肠点为重点。

取双侧耳穴：心、小肠、神门、肾上腺、内分泌、皮质下、枕、肝、脾、肾，以心、小肠、皮质下、内分泌为重点。

×形取穴：双内劳宫配双涌泉，双内关配双三阴交，双神门配双昆仑，双太渊配双太溪。配捏脊，从下向上捏，一天捏 1～2 次，每次捏 5 遍。

2006 年 10 月 13 日

治疗缺铁性贫血取穴（手穴）

取双侧手穴：肝点、脾点、三焦点、胃点、小肠、膈、心点、脑点、肾点，以肝点、脾点、肾点为重点。

配双侧耳穴：肝、脾、脑点、内分泌、胃、小肠、膈、心、肾，以肝、脾、肾为重点。

×形取体穴：双足三里配双手三里，双内关配双三阴交。配捏脊，从下向上捏，每天可捏1～2次，每次捏5遍。时间与疗程不限。

注重食疗，多吃蔬菜和瓜果。

2006年10月14日

治疗期外收缩取穴（手穴）

取双侧手穴：心点、三焦点、小肠点、头顶点、神门、肾点、肝点、脾点，以心点、头顶点、小肠点、肝点为重点。

取双侧耳穴：心、交感、小肠、皮质下、神门、肾、肝、脾，以心、交感、皮质下、小肠、肝为重点。

×形取体穴：双内劳宫配双涌泉，双内关配双三阴交。亦可在肩、髋内侧寻觅四个“高升点”，每点指压10分钟以上，时间与疗程不限。

2006年10月15日

治疗冠心病取穴（手穴）

取双侧手穴：心点、三焦点、小肠点、肾点、头顶点、肝点、脾点、神门，以心点、小肠点为重点。

取双侧耳穴：心、交感、神门、肾上腺、内分泌、小肠、皮质下、枕、肝、脾，以心、交感、内分泌为重点。

×形取体穴：双内劳宫配双涌泉，双内关配双三阴交，双神门配双昆仑，双太渊配双太溪。

配捏脊，血压不高者从下向上捏，高者从上向下捏，每天捏 1～2 次，每次捏 5 遍，疗程与时间不限。

2006 年 10 月 16 日

治疗风湿性心脏病取穴（手穴）

取双侧手穴：心点、三焦点、神门、肝点、头顶点、肾点、小肠点、脑点，以心点、肝点、头顶点为重点。

取双侧耳穴：心、交感、神门、肾上腺、内分泌、皮质下、枕、肝、脾、肾，以心、内分泌、皮质下、枕为重点。

×形体穴取：双内劳宫配双涌泉，双内关配双三阴交，双神门配双昆仑，双太渊配双太溪。亦可配捏脊，从下向上捏，每天捏 1～2 次，每次捏 5 遍。血压高者，从上向下捏。

2006 年 10 月 17 日

治疗心律不齐取穴（手穴）

取双侧手穴：三焦点、神门、心点、头顶点、小肠点、肝点、脾点、肾点，以心点、头顶点、小肠点为重点。

取双侧耳穴：心、交感、神门、皮质下、小肠、肝、脾、肾，以心、交感、神门、皮质下为重点。

×形取体穴：双内劳宫配双涌泉，双内关配双三阴交。

亦可考虑选配脚穴，脚穴可参考手穴取。

配捏脊，每天捏1～2次，每次捏5遍，从下向上捏，血压高者则从上向下捏。

2006年10月18日

治疗肥大性心脏病取穴（手穴）

取双侧手穴：心点、神门、头顶点、三焦点、脑点、肝点、脾点、小肠点、后头点。

取双侧耳穴：心、神门、肾上腺、内分泌、皮质下、枕、脑点、肝、脾。

×形体穴取：双内劳宫配双涌泉、双内关配双三阴交。在双肩、双髋内侧取四个“高升点”，每点指压10分钟以上，疗程与时间不限。

可配捏脊，从下向上捏，每天捏1～2次，每次捏5遍，高血压从上向下捏。

2006年10月19日

治疗脉管炎取穴（手穴）

取双侧手穴：肝点、三焦点、肾点、心点、脑点、后头点、膈、相应部位、神门，以相应点、脑点为重点。

取双侧耳穴：相应部位、肾、心、肝、神门、肾上腺、内分泌、皮质下、枕、脑点，以相应点、内分泌、肝、脑点为重点。

×形体穴取：双合谷配双太冲，双太渊配双太溪。

配捏脊，从下向上捏，每天捏1～2次，每次捏5遍，高血压者，则从上向下捏。

此症顽固而痛苦，要以极大的忍耐与毅力来治疗。

2006年10月20日

治疗血小板减少症取穴（手穴）

取双侧手穴：肝点、脾点、心点、肾点、三焦点、后头点、膈，以肝点、肾点为重点。

取双侧耳穴：肝、脾、心、肾、内分泌、枕、膈、交感、脑点，以肝、脾、肾、脑点为重点。

×形取体穴：内关配三阴交，曲池配血海，均取双侧。

血液病很宜捏脊，从下向上捏，每天捏1～2次，每次捏5遍。长期坚持下去，必有良效。

本病最忌外伤出血，切切注意保证身体安全。

2006年10月21日

治疗白血球减少症取穴（手穴）

取双侧手穴：肝点、脾点、心点、肾点、三焦点、后头点、膈、头顶点，以肝点、脾点、肾点为重点。

取双侧耳穴：肝、脾、心、肾、内分泌、枕、膈、交感，以肝、脾、肾为重点。

×形取体穴：双曲池配双血海、双内关配双三阴交。大凡血液病，捏脊效果好，从下向上捏，一天捏1～2次，每次捏5遍。

中药枸杞子有改善血液功能，可多食。

2006年10月22日

治疗再生障碍性贫血取穴（手穴）

取双侧手穴：肾点、肝点、脾点、三焦点、脑干、脑点、心点、膈，以肾点、脑点、心点为重点。

取双侧耳穴：肾、肝、脾、交感、脑点、内分泌、三焦、心、膈，以肾、脑点、内分泌、心为重点。

×形取体穴：双内劳宫配双涌泉，双内关配双三阴交，双曲池配双血海、双足三里配双手三里。

配捏脊，从下向上捏，每天捏1～2次，每次捏5遍。

此病顽固，下定决心，长期坚持，方有效果。

2006年10月23日

治疗掌中热取穴（手穴）

取双侧手穴：少商、中冲、列缺、太渊、神门、少府、内关、大陵、肺点、头顶点、肝点、肾点、心点，以肺点、头顶点、心点为重点。

取双侧耳穴：肺、掌、皮质下、心、肝、肾、神门、枕，以肺、皮质下、心为重点。

×形取体穴：双内劳宫配双涌泉，双内关配双三阴交。

配捏脊，从下向上捏，每天捏1～2次，每次捏5遍。

2006年10月24日

治疗乍寒乍热取穴（手穴）

取双侧手穴：太渊、合谷、腕骨、阳谷、肺点、头顶点、肾点、肝点、心点，以肺点、头顶点为重点。

取双侧耳穴：心、肺、皮质下、神门、肾、肝、枕，以肺、皮质下为重点。

×形体穴取：双合谷配双太冲，双曲池配双阴陵泉，双外关配双悬钟。亦可取双承山、双冲阳等穴。

配捏脊，从下向上捏，每天捏1～2次，每次捏5遍。放下包袱，保持平常心。

2006年10月25日

治疗虚热取穴（手穴）

取双侧手穴：鱼际、心点、肾点、肝点、头顶点、后头点、脑点、肺点、小肠点、脾点。

取双侧耳穴：肺、皮质下、心、小肠、肾、肝、脾、枕。以上诸穴以肺、皮质下（手穴为头顶点）、心、肾为重点。

体穴可取：双合谷、双外关、双曲池、双承山、双冲阳。

捏脊，从下向上捏，每天捏1次，一次捏5遍。

2006年10月26日

治疗烦热取穴（手穴）

取双侧手穴：商阳、劳宫、心点、肺点、小肠点、肾点、肝点、头顶点、后头点，以肺点、头顶点、心点为重点。

取双侧耳穴：肺、皮质下、心、小肠、肾、肝、枕、神门，以肺、皮质下、心为重点。

体穴取：双合谷配双太冲，双内劳宫配双涌泉，双内关配双三阴交。亦可取双外关、双曲池、双承山、双冲阳等穴。

捏脊：从下向上捏，高血压者则从上向下捏。

2006年10月27日

治疗咽喉肿痛取穴（手穴）

取双侧手穴：少商、二间、(喉痹)、少泽（喉痹)、阳溪（喉痹)、少泽（喉痹、舌强)、前谷（喉痹)、液门、中渚、咽喉点、喉痛点、心点、小肠点、前头点、头顶点。

取双侧耳穴：咽喉、神门、肾上腺、内分泌、皮质下、枕。

人体大×形：可在手腕列缺穴附近压痛取“高升点”，在脚腕鞋带穴（即解溪穴）附近压痛取点，共取四个点指压，时间与疗程不限。

2006年10月28日

治疗颌肿（腮腺炎）取穴（手穴）

取双侧手穴：少泽、少商、商阳、二间、前谷、腕骨、阳谷。

取双侧耳穴：腮腺、上、下颌、面颊、神门、肾上腺、内分泌、皮质下、枕。

人体大×形：可在双脚背与双手背压痛取四个“高升点”，每穴压10分钟以上，时间与疗程不限。

本病传染性极快极强，要注意十分防护。

2006年10月29日

治疗面赤目黄取穴（手穴）

取双侧手穴：中冲、二间、神门、少冲、大陵、眼点、肝点、肾点。

取双侧耳穴：肾、肝、眼、神门、肾上腺、内分泌、皮质下、枕。

本病类似肝炎，×形取体穴：双合谷配双太冲，双内关配双三阴交。人体大×形，可在四肢内侧中部觅取四个“高升点”指压，时间与疗程不限。

配捏脊，从下向上捏，每天捏1～2次，一次捏5遍。

2006年10月30日

治疗耳聋响取穴（手穴）

取双侧手穴：中冲、关冲、商阳、合谷、阳溪、前谷、后溪、腕骨、阳谷、液门、中渚、外关、肾点、后头点、头顶点。

取双侧耳穴：内耳、外耳、肾、枕、肝。

人体大×形：可在双脚背四、五趾与双手背四、五指后压痛取四个“高升点”，压穴时间与疗程不限。

捏脊：从下向上捏，每天捏1～2次，每次捏5遍。

2006年10月31日

治疗目痛取穴（手穴）

取双侧手穴：关冲、太渊、商阳（青盲）、内关（目赤）、液门（目赤）、眼点、肝点、肾点、前头点、偏头点，重点眼点、肾点、肝点。

取双侧耳穴：眼、神门、肾上腺、内分泌、皮质下、枕、肝、肾重点眼、肾、肝。

人体×形：可在双脚背、双手背上三、四趾（指）后压痛取四个“高升点”，压穴时间与疗程不限。

要注意保护与爱惜双眼。

2006年11月1日

治疗口噤不开取穴（手穴）

取双侧手穴：列缺、合谷、支沟、前头点。

取双侧耳穴：口、食道、皮质下、肺、神门、肾上腺、内分泌、枕。

人体大×形：双脚背、双手背之“高升点”，压穴时间与疗程不限。

本病常见于危重病人，如家中保健失利，应急送医院急救，切勿贻误治疗时机。

2006年11月2日

治疗目生白翳取穴（手穴）

取双侧手穴：太渊、合谷、阳溪、少泽、后溪、腕骨、关冲、中渚、眼点、肝点、肾点、前头点、偏头点、头顶点、后头点。

取双侧耳穴：眼、肾、肝、神门、肾上腺、内分泌、皮质下、枕。

人体大×形穴：可在两脚、两手背部前中部压痛寻觅四个“高升点”，压穴时间与疗程不限。

此病宜早治，晚则必须手术。

2006年11月3日

治疗咽干取穴（手穴）

取双侧手穴：太渊、鱼际、神门、心点、咽喉点。

取双侧耳穴：咽喉、心、肺、神门、肾上腺、内分泌、皮质下、枕。

体穴：取双内劳宫配双涌泉、双内关配双三阴交。

本病如系糖尿病引起，则应依糖尿病去治疗。

2006年11月4日

治疗唇干与口腔溃疡取穴（手穴）

取双侧手穴：少商、商阳、二间、少冲、少泽、大陵、关冲、阳池、劳宫、心点、咽喉点、前头点。

取双侧耳穴：口、心、咽喉点、神门、肾上腺、内分泌、皮质下、枕。

人体大×形：可在双脚背、双手背压痛取四个“高升点”，压穴时间与疗程不限。

本病虽小、却很顽固，治愈之后，要注意保健按摩。

2006年11月5日

治疗齿痛取穴（手穴）

取双侧手穴：商阳、二间、合谷、阳谷、液门、咽喉点，以合谷、咽喉点为重点。

取双侧耳穴：牙痛点、喉牙、上颌、下颌、神门、肾上腺、内分泌，配取同侧合谷。

人体大×形：可在双脚背、双手背中前部压痛取四个“高升点”指压，压穴时间与疗程不限。

愈后，注意长期保健按摩。

2006年11月6日

治疗小儿乳鹅取穴（手穴）

取双侧手穴：少商、合谷、咽喉点、前头点。

取双侧耳穴：咽喉点、额、神门、肾上腺、内分泌、皮质下、枕。

人体大×形：在双手背、双脚背三、四指（趾）后，压痛取四个“高升点”，压穴时间与疗程不限。

本病重者有生命危险，应送医院急救，本法只适用于交通闭塞、边缘地区急救。

治疗小儿舌强不乳取穴（手穴）

取双侧手穴：少商、合谷、心点、头顶点、后头点。

取双侧耳穴：舌、口、心、神门、肾上腺、皮质下、枕。

人体大×形：可在双手背、双脚背大、二指（趾）后，压痛取四个“高升点”，压穴时间与疗程不限。

配捏脊，从下向上捏2遍，再从上向下捏3～4遍。用小儿推拿法，清心火、肝木。

2006年11月8日

治疗鼻衄取穴（手穴）

取双侧手穴：二间、合谷、前谷、后溪、劳宫、前头点、头顶点、后头点。

取双侧耳穴：内鼻、神门、肾上腺、内分泌、皮质下、额、枕。

人体大×形：可在双手背、双脚背大、二指（趾）后，压痛取四个“高升点”，指压时间与疗程不限。

注意莫食辛辣、燥性食物。

2006年11月9日

治疗面肿、唇吻不收取穴（手穴）

取双侧手穴：合谷、心点、肾点、命门点、头顶点、后头点。

取双侧耳穴：面颊、口、神门、肾上腺、内分泌、皮质下、枕、心、肾，以合谷、面颊、心、肾、皮质下为重点。

人体大×形：双合谷配双太冲，双内关配双三阴交，双曲泽配双阴陵泉。

应注意内脏的其他病变，以便对症施治。

2006年11月10日

治疗失音取穴（手穴）

取双侧手穴：合谷、神门、支沟、肺点、咽喉点、心点、头顶点、后头点。

取双侧耳穴：咽喉点、心点、肺点、皮质下、神门、枕，以咽喉、肺、心、皮质下为重点。

人体大×形：可在手列缺穴、脚鞋带穴（即解溪穴）附近压痛取四个“高升点”，压穴时间与疗程不限。

咽喉是人体要津，要注意保护。

2006年11月11日

治疗口中流涎取穴（手穴）

取双侧手穴：少泽、后溪、头顶点、后头点、心点、脾点。

取双侧耳穴：口、心、皮质下、枕、脾、神门、肾上腺、内分泌，以口、心、皮质下、神门为重点。

人体大×形：在双手背、双脚背压痛取四个“高升点”，压穴时间与疗程不限。

此类病有的是精神病后遗症，可加胃、肝、肾等穴。

2006年11月12日

治疗吐舌取穴（手穴）

取双侧手穴：阳谷、头顶点、心点、后头点、前头点。

取双侧耳穴：舌、口、心、皮质下、额、枕，以舌、心、皮质下为重点。

人体大×形：可在双手背、双脚背中后侧压痛取四个“高升点”，压穴时间与疗程不限。

此病多见于小儿或精神病患者，要弄清病因，对症施治。

2006年11月13日

治疗视力减退取穴（手穴）

取双侧手穴：养老、眼点、肾点、肝点、头顶点、偏头点、后头点，以肾点、肝点、眼点为重点。

取双侧耳穴：眼、肾、肝、皮质下、枕，以肝、肾、眼为重点。

人体大×形：在双手背、双脚背前中部压痛取四个“高升点”，压穴时间与疗程不限。

眼是人体重点保护区，关系人生幸福，切切不可大意。

2006年11月14日

治疗晕车、晕船取穴（手穴）

取双侧手穴：颈项点、后头点。

取双侧耳穴：枕、肾、内耳、神门、枕小神经。

人体大×形：双手颈项点配双脚相应颈项点，压穴时间不限。

此症与本人体质与心情有关系，要尽量放松心情，保持平常心。

治疗外耳道疖取穴（手穴）

取双侧手穴：耳$_1$、耳$_2$、肾点、神门、头顶点、后头点。

取双侧耳穴：内耳、外耳、肾、神门、肾上腺、内分泌，以耳、肾、内分泌为重点。

人体大×形：可在双手背、双脚背四、五指（趾）后，压痛取四个“高升点”，压穴时间与疗程不限。

耳为人体精之窍，十分重要，彻底治愈，勿留后患。

2006年11月16日

治疗中耳炎取穴（手穴）

取双侧手穴：肾点、耳$_1$、耳$_2$、神门、头顶点、后头点。

取双侧耳穴：肾、内耳、外耳、神门、肾上腺、内分泌、枕。以内耳、肾、神门、肾上腺、内分泌为重点。

人体大×形：在双手背与双脚背四、五指（趾）后，压痛取四个“高升点”，压穴时间与疗程不限。

治疗听力减退取穴（手穴）

取双侧手穴：肾点、后头点、头顶点、耳$_1$、耳$_2$。

取双侧耳穴：肾、枕、内耳、外耳、肾上腺。

人体大×形：在双手背、双脚背四、五指（趾）后，压痛取四个“高升点”，压穴时间与疗程不限。

听力减退，与肾精亏损有关，要适当节制性生活，并用食疗、药疗以补肾，不可麻痹大意。

2006年11月18日

治疗鼻前庭溃疡取穴（手穴）

取双侧手穴：鼻、前头点、肺点、气管点、神门、肾上腺。

取双侧耳穴：内鼻、肾上腺、额、肺、神门、内分泌、枕。

人体大×形：在双手背与双脚大指（趾）与二指（趾）后，压痛取四个“高升点”，压穴时间与疗程不限。

此病比较罕见，会造成面部致残，甚至危及生命，切切不可疏忽大意。

2006 年 11 月 19 日

治疗单纯性鼻炎取穴（手穴）

取双侧手穴：鼻、前头点、肺点、肾上腺、后头点、头顶点。

取双侧耳穴：内鼻、肾上腺、额、神门、肺、内分泌、皮质下、枕，以内鼻、肺、内分泌为重点。

人体大×形：在双手背、双脚背大指（趾）与二指（趾）后，压痛取四个“高升点”，压穴时间与疗程不限。

此病虽不大但顽固，愈后要做保健治疗。

2006 年 11 月 20 日

治疗过敏性鼻炎取穴（手穴）

取双侧手穴：鼻、肾上腺、肺点、前头点、头顶点、后头点。

取双侧耳穴：内鼻、肾上腺、额、肺、内分泌、神门、皮质下、枕。

人体大×形：在双手背、双脚背、大指（趾）与二指（趾）后，压痛取四个“高升点”，压穴时间与疗程不限。

本病顽固，愈后宜做保健性按摩。

治疗肥大性鼻炎取穴（手穴）

取双侧手穴：鼻、肾上腺、肺点、脾点、前头点、后头点、头顶点。

取双侧耳穴：内鼻、肾上腺、额、肺、内分泌、神门、皮质下、枕，以内鼻、皮质下、内分泌为重点。

人体大×形：可在双手背、双脚背大指（趾）与二指（趾）后，压痛取四个“高升点”，压穴时间与疗程不限。

此病顽固，愈后宜注意保健按摩。

2006年11月22日

治疗声音嘶哑取穴（手穴）

取双侧手穴：咽喉点、心点、肺点、头顶点、前头点、后头点。

取双侧耳穴：咽喉、心、肺、神门、内分泌、肾上腺、皮质下、枕。

人体大×形：在双手背、双脚背三、四指（趾）后，压痛取四个“高升点”，压穴时间与疗程不限。

要注意睡眠与休息，尽量少说话，勿吃油炸、辛辣食品，勿喝酒、抽烟。

2006年11月23日

治疗悬雍垂水肿取穴（手穴）

取双侧手穴：咽喉点、肺点、肾上腺、头顶点、后头点。

取双侧耳穴：咽喉、神门、肺、肾上腺、内分泌、皮质下、枕。

人体大×形：在双手背、双脚背大拇指（趾）与二指（趾）后取四个“高升点”，压穴时间与疗程不限。

咽喉为人之要害，不可麻痹大意，如严重要立送医院急救，勿误时机。

2006年11月24日

治疗慢性咽炎取穴（手穴）

取双侧手穴：咽喉点、心点、肺点、神门、肾上腺、头顶点、后头点。

取双侧耳穴：咽喉、心、内分泌、肺、喉牙、神门、内分泌、肾上腺、皮质下、枕，以咽喉、肺、心、皮质下、内分泌为重点。

人体大×形：可在双手背、双脚背大指（趾）与二指（趾）后取四个“高升点”，压穴时间与疗程不限。

2006年11月25日

治疗慢性喉炎取穴（手穴）

取双侧手穴：咽喉点、心点、肺点、神门、肾上腺、头顶点、后头点。

双侧耳穴：咽喉、心、内分泌、肺、喉牙、神门，以咽喉、肺、心、内分泌为重点。

人体大×形：在双手背、双脚背大指（趾）与二指（趾）后（脚背贴近解溪穴处）压痛取四个“高升点”，压穴时间与疗程不限。

2006年11月26日

治疗急慢性扁桃体炎取穴（手穴）

取双侧手穴：扁桃体、咽喉点、神门、头顶点、后头点、前头点。

取双侧耳穴：扁桃体、咽喉、神门、肾上腺、内分泌、皮质下、枕。

人体大×形：在双手颈与双脚颈前侧压痛取四个“高升点”，压穴时间与疗程不限。

2006年11月27日

治疗扁桃体摘除后痛取穴（手穴）

取双侧手穴：扁桃体、咽喉点、神门、头顶点、后头点、前头点。

取双侧耳穴：扁桃体、咽喉、神门、肾上腺、内分泌、皮质下、枕。

人体大×形：在双手背、双脚背、大指（趾）与二指（趾）后（脚背贴近解溪穴处）压痛取四个“高升点”，压穴时间与疗程不限。

本法不仅可以止痛，亦可预防发炎与早日痊愈。

2006年11月28日

治疗内耳眩晕症取穴（手穴）

取双侧手穴：肾点、神门、后头点、耳$_1$、耳$_2$、头顶点、颈项点。

取双侧耳穴：肾、神门、枕、内耳、皮质下、胃、枕小神经，以内耳、肾、皮质下、枕为重点。

人体大×形：取双合谷配双太冲，或在双手背、双脚背四指（趾）与五指（趾）之后，压痛取四个“高升点”，压穴时间与疗程不限。

2006年11月29日

治疗额窦炎取穴（手穴）

取双侧手穴：鼻、前头点、肺点、肾上腺、头顶点、后头点。

取双侧耳穴：额、内鼻、肾上腺、肺、神门、内分泌、皮质下、枕，重点为额、肺、皮质下、内分泌。

人体大×形：在双手背、双脚背、大指（趾）与二指（趾）之后，压痛取四个“高升点”，指压时间与疗程不限。

前头关系消化与精神系统之保健，应予高度重视。

2006年11月30日

治疗舌炎取穴（手穴）

取双侧手穴：舌、口腔、头顶点、后头点、心点、肺点。

取双侧耳穴：舌、口、内分泌、心、肺，以舌、心、肺为重点。

人体大×形：可取双内劳宫配双涌泉。

此病比较顽固，愈后要做保健按摩，保持平常心，勿食辛辣、燥性食物。

治疗眼部麦粒肿取穴（手穴）

取双侧手穴：眼点、肝点、脾点。

取双侧耳穴：眼、肝、脾。

人体大×形：在双手背、双脚背三指（趾）与四指后压痛取四个“高升点”，压穴时间与疗程不限。

病虽小，但要重视，以免妨害眼睛健康。

2006年12月2日

治疗眼霰粒肿取穴（手穴）

取双侧手穴：眼点、肝点、脾点、前头点、后头点、头顶点。

取双侧耳穴：眼、肝、脾、神门、肾上腺、内分泌、皮质下、枕，以眼、脾为重点。

人体大×形：三指（趾）与四指（趾）后在双手背、双脚背取四个“高升点”，压穴时间与疗程不限。

2006年12月3日

治疗眼疱疹性结膜炎（手穴）

取双侧手穴：眼点、肝点、肺点、头顶点、偏头点、后头点。

取双侧耳穴：眼、肝、肺、神门、肾上腺、内分泌、皮质下、枕。

人体大×形：在双手背、双脚背三指（趾）与四指（趾）后取四个“高升点”，压穴时间与疗程不限。

重视保眼睛，勿多食辛辣与燥性食物。

2006年12月4日

治疗眼急性结膜炎取穴（手穴）

取双侧手穴：眼点、肝点、肾点、头顶点、后头点、肺点。

取双侧耳穴：眼、肝、肾、肺、神门、肾上腺、内分泌、皮质下、枕，以眼、肝、肾、肺为重点。

人体大×形：在双手背、双脚背三（趾）与四指（趾）后取四个“高升点”，压穴时间与疗程不限。

莫食燥性与辛辣食品。

2006年12月5日

治疗电光性眼炎取穴（手穴）

取双侧手穴：肾点、肝点、眼点、前头点、神门、头顶点、偏头点、后头点。

取双侧耳穴：肾、肝、眼、神门、肾上腺、内分泌、皮质下、枕，以眼、肝、肾、皮质下（头顶点）为重点。

人体大×形：在双手背、双脚背三指（趾）与四指（趾）后，压痛取四个“高升点”，压穴时间与疗程不限。

2006年12月6日

治疗夜盲取穴（手穴）

取双侧手穴：眼点、肝点、肾点、后头点。

取双侧耳穴：眼、肝、目$_2$、枕，以眼与肝为重点。

人体大×形：在双手背、双脚背三指（趾）与四指（趾）后，压痛取四个“高升点”，压穴时间与疗程不限。

平日要注意眼睛保健。

2006年12月7日

治疗眼复视取穴（手穴）

取双侧手穴：眼点、肾点、肝点、头顶点、后头点。

取双侧耳穴：肾、肝、目$_2$、眼、皮质下、枕。

以眼、肾、肝为重点。

人体大×形：在双手背、双脚背、三指（趾）与四指（趾）后，压痛取四个“高升点”，压穴时间与疗程不限。

2006年12月8日

治疗散光眼取穴（手穴）

取双侧手穴：肾点、肝点、眼点、后头点、头顶点。

取双侧耳穴：肾、肝、眼、目$_2$、皮质下、枕。

人体大×形：在双手背、双脚背三指（趾）与四指（趾）后，压痛取四个“高升点”，压穴时间与疗程不限。

治疗近视取穴（手穴）

取双侧手穴：肾点、肝点、眼点、头顶点、后头点。

取双侧耳穴：肾、肝、眼、目$_2$、新眼、皮质下、枕，以眼、肾、肝、皮质下为重点。

人体大×形：在双手背、双脚背三指（趾）与四指（趾）后，压痛取四个“高升点”，压穴时间与疗程不限。

2006年12月10日

治疗慢性青光眼取穴（手穴）

取双侧手穴：肾点、肝点、眼点、头顶点、后头点。

取双侧耳穴：肾、肝、眼、目$_1$、目$_2$、皮质下、枕，以肝、肾、眼为重点。

人体大×形：在双手背、双脚背三指（趾）与四指（趾）后，压痛取四个“高升点”，压穴时间与疗程不限。

2006年12月11日

治疗眼角膜溃疡取穴（手穴）

取双侧手穴：肾点、肝点、眼点、头顶点、后头点、肺点、脾点。

取双侧耳穴：肾、肝、眼、目$_2$、肺、脾，以眼、肝、肺为重点。

人体大×形：在双手背、双脚背三指（趾）与四指（趾）后，压痛取四个“高升点”，压穴时间与疗程不限。

平时注意眼保健，尽量不吃辛辣、燥性食物。

2006年12月12日

治疗视神经性乳头炎取穴（手穴）

取双侧手穴：肾点、肝点、眼点、头顶点、后头点、肺点。

取双侧耳穴：肾、肝、眼、目$_1$、目$_2$、皮质下、枕、肺。

人体大×形：在双手背、双脚背三指（趾）与四指（趾）后，压痛取四个“高升点”，压穴时间与疗程不限。

勿食辛辣、燥性食物。

2006年12月13日

治疗脑炎后遗症失明取穴（手穴）

取双侧手穴：肾点、肝点、眼点、头顶点、后头点、脑点。

取双侧耳穴：肾、肝、眼、目$_2$，以肝、肾、眼、皮质下为重点。

人体大×形：在双手背、双脚背三指（趾）与四指（趾）后，压痛取四个“高升点”，压穴时间与疗程不限。

勿食辛辣、燥性食物。

2006年12月14日

治疗视神经萎缩取穴（手穴）

取双侧手穴：眼点、肾点、肝点、头顶点、后头点。

取双侧耳穴：肾、肝、眼、新眼、皮质下、枕，以肝、肾、眼、皮质下为重点。

人体大×形：在双手背、双脚背三指（趾）与四指（趾）后，压痛取四个“高升点”，压穴时间与疗程不限。

治疗眼幻觉取穴（手穴）

取双侧手穴：肾点、肝点、眼点、心点、皮质下（头顶点）、后头点。

取双侧耳穴：肾、肝、眼、枕、皮质下、心，以肝、肾、眼、皮质下为重点。

人体大×形：在双手背、双脚背三指（趾）与四指（趾）后，压痛取四个“高升点”，压穴时间与疗程不限。

2006年12月16日

治疗眼过敏性结膜炎取穴（手穴）

取双侧手穴：肾点、肝点、眼点、头顶点、后头点、肺点。

取双侧耳穴：肾、肝、眼、目$_2$、目$_1$、皮质下、枕、肺，以眼、肾、肝为重点。

人体大×形：在双手背、双脚背三指（趾）与四指（趾）后，压痛取四个“高升点”，压穴时间与疗程不限。

莫吃辛辣，油炸食物。注意眼睛保健。

2006年12月17日

治疗尿急取穴（手穴）

取双侧手穴：命门、肾点、神门、尿道、前头点、后头点。

取双侧耳穴：膀胱、肾、皮质下、枕、额。

以膀胱、肾、皮质下为重点。

人体大×形：在双手背、双脚背四指（趾）与小指（趾）后，压痛取四个“高升点”，压穴时间与疗程不限。

勿暴饮暴食，保持平常心。

2006年12月18日

治疗尿频取穴（手穴）

取双侧手穴：肾点、命门点、神门、头顶点、后头点。

取双侧耳穴：膀胱、肾、神门、尿道、皮质下、枕，以肾、膀胱、皮质下为重点。

人体大×形：在双手背、双脚背四指（趾）与小指（趾）后，压痛取四个“高升点”，压穴时间与疗程不限。

2006年12月19日

治疗尿潴留取穴（手穴）

取双侧手穴：肾点、命门点、头顶点、后头点、输尿管。

取双侧耳穴：肾、膀胱、交感、外生殖器、皮质下、枕，以肾、膀胱、皮质下为重点。

人体大×形：在双手背、双脚背四指（趾）与小指（趾）后，压痛取四个“高升点”，压穴时间与疗程不限。

2006年12月20日

治疗遗尿症取穴（手穴）

取双侧手穴：膀胱、肾点、命门点、头顶点、后头点、脑点。

取双侧耳穴：膀胱、支点、兴奋点、枕、肾、脑点，兴奋点即皮质下，向耳垂方向直压，以膀胱、肾、兴奋点为重点。

人体大×形：在双背、双脚背四指（趾）与小指（趾）后，压痛取四个“高升点”，压穴时间与疗程不限。

2006年12月21日

治疗膀胱炎取穴（手穴）

取双侧手穴：肾点、命门点、后头点、神门、头顶点。

取双侧耳穴：膀胱、肾、交感、肾上腺、神门、皮质下、枕，以膀胱、肾、皮质下为重点。

人体大×形：在双手背、双脚背四指（趾）与小指（趾）后，压痛取四个“高升点”，压穴时间与疗程不限。

莫吃辛辣与燥性食物。

2006年12月22日

治疗肾盂肾炎取穴（手穴）

取双侧手穴：肾点、命门点、三焦点、肝点、脾点、头顶点、后头点。

取双侧耳穴：肾、膀胱、交感、肝、内分泌、肾上腺、脾、皮质下、枕，以肾、膀胱、交感、内分泌为重点。

人体大×形：在双手背、双脚背四指（趾）与小指（趾）后，压痛取四个“高升点”，压穴时间与疗程不限。

2006年12月23日

治疗输尿管结石取穴（手穴）

取双侧手穴：输尿管、肾点、三焦点、脾点、头顶点、后头点、命门点。

取双侧耳穴：输尿管、肾、交感、皮质下、膀胱、神门，以膀胱、肾、交感、皮质下为重点。

人体大×形：在双手背、双脚背四指（趾）与小指（趾）后，压痛取四个"高升点"，压穴时间与疗程不限。

2006年12月24日

治疗急性肾炎取穴（手穴）

取双侧手穴：肾点、命门点、三焦点、肝点、头顶点、后头点。

取双侧耳穴：肾、膀胱、交感、肝、内分泌、肾上腺、脾、神门、皮质下、枕，以肾、膀胱、皮质下、内分泌为重点。

人体大×形：在双手背、双脚背四指（趾）与小指（趾）后，压痛取四个"高升点"，压穴时间与疗程不限。

2006年12月25日

治疗阳痿取穴（手穴）

取双侧手穴：子宫、外生殖器、肾点、头顶点、后头点。

取双侧耳穴：子宫、外生殖器、睾丸、内分泌、肾、皮质下、枕，以子宫、外生殖器、肾、皮质下为重点。

人体大×形：在双手背、双脚背四指（趾）与小指（趾）后，压痛取四个“高升点”，压穴时间与疗程不限。

2006年12月26日

治疗睾丸炎取穴（手穴）

取双侧手穴：子宫、神门、外生殖器、肾点、头顶点、后头点、会阴点。

取双侧耳穴：睾丸、内分泌、神门、肾上腺、子宫、外生殖器、肾，以睾丸、外生殖器、肾为重点。

人体大×形：在双手背、双脚背四指（趾）与小指（趾）后，压痛取四个“高升点”，压穴时间与疗程不限。

治疗副睾炎取穴（手穴）

取双侧手穴：子宫、神门、外生殖器、头顶点、后头点、会阴点、股关节。

取双侧耳穴：睾丸、内分泌、神门、肾上腺、外生殖器、股关、子宫、皮质下、枕，以睾丸、子宫、皮质下为重点。

人体大×形：在双手背、双脚背四指（趾）与小指（趾）后，压痛取四个“高升点”，压穴时间与疗程不限。

2006年12月28日

治疗早泄取穴（手穴）

取双侧手穴：子宫、外生殖器、神门、头顶点、后头点、肾点、肝点。

取双侧耳穴：子宫、外生殖器、睾丸、内分泌、神门、皮质下、枕，以子宫、外生殖器、皮质下为重点。

人体大×形：在双手背、双脚背四指（趾）与小指（趾）后，压痛取四个“高升点”，压穴时间与疗程不限。

保持平常心。

2006 年 12 月 29 日

治疗前列腺炎取穴（手穴）

取双侧手穴：列缺、肾点、命门点、膀胱、前列腺、股关节。

取双侧耳穴：前列腺、膀胱、内分泌、肾上腺、盆腔，以前列腺、肾上腺、膀胱为重点。

人体大×形：在双手背、双脚背大指（趾）与二指（趾）后，贴近手（脚）腕部压痛取四个“高升点”，压穴时间与疗程不限。

莫吃辛辣与燥性食品。

2006 年 12 月 30 日

治疗漏尿取穴（手穴）

取双侧手穴：膀胱、输尿管、头顶点、后头点、脾点、肝点、神门。

取双侧耳穴：膀胱、输尿管、皮质下、脾、肝、神门，以膀胱、尿道、皮质下为重点。

人体大×形：在双手背、双脚背大指（趾）与二指（趾）后，贴近手（脚）腕部压痛取四个“高升点”，压穴时间与疗程不限。

此病罕见，以幼年即治为佳。

治疗附件炎取穴（手穴）

取双侧手穴：子宫、神门、肾点、命门点、列缺、头顶点、后头点、肺点。

取双侧耳穴：卵巢、内分泌、子宫、神门、肾上腺，以卵巢、子宫、皮质下为重点。

人体大×形：在双手背、双脚背大指（趾）与二指（趾）后，压痛取四个“高升点”，压穴时间与疗程不限。

治疗期间，尽量避免房事，莫吃辛辣、油炸食品。

[2007]

周氏养生保健手书集萃

2007年1月1日

治疗子宫内膜炎取穴（手穴）

取双侧手穴：子宫、肾点、命门点、头顶点、后头点、肺点、大肠点、外生殖器。

取双侧耳穴：子宫、卵巢、内分泌、肾上腺、肺、外生殖器，以子宫、肺、内分泌为重点。

人体大×形：在双手背、双脚背大指（趾）与二指（趾）后，压痛取四个“高升点”，压穴时间与疗程不限。

治疗时间要避免性生活。

2007年1月2日

治疗子宫出血取穴（手穴）

取双侧手穴：肾点、子宫、肝点、脾点、神门、脑点、鱼际、头顶点、后头点。

取双侧耳穴：肾、子宫、肝、膈、神门、脑点、肾上腺、卵巢，以子宫、膈为重点。

人体大×形：在双手背、双脚背大指（趾）与二指（趾）后，压痛取四个“高升点”，压穴时间与疗程不限。

莫吃辛辣与燥性食物。

2007年1月3日

治疗子宫下垂取穴（手穴）

取双侧手穴：子宫、神门、头顶点、三焦点、外生殖器。

取双侧耳穴：子宫、神门、皮质下、交感、外生殖器，以子宫、皮质下为重点。

人体大×形：在双手背、双脚背大指（趾）与二指（趾）后，压痛取四个“高升点”，压穴时间与疗程不限。

2007年1月4日

治疗痛经取穴（手穴）

取双侧手穴：子宫、肾点、头顶点、三焦点、肝点、后头点、脑点。

取双侧耳穴：交感、神门、子宫、内分泌、肾、皮质下、枕，以子宫、肾、皮质下为重点。

人体大×形：可取双足外踝前一寸许处的女福穴，压穴时间与疗程不限。

女福穴是治痛经之要穴。

2007年1月5日

治疗月经不调取穴（手穴）

取双侧手穴：子宫、肾点、命门点、三焦点、肝点、头顶点、后头点。

取双侧耳穴：子宫、卵巢、内分泌、肾、肾上腺、神门、皮质下，以子宫、肾、皮质下为重点。

人体大×形：在双手背、双脚背大指（趾）与二指（趾）后，压痛取四个"高升点"，压穴时间与疗程不限。三阴交是重点穴，通治妇科诸病。

莫吃辛辣与燥性食物。

2007年1月6日

治疗闭经取穴（手穴）

取双侧手穴：子宫、肾点、命门点、三焦点、肝点、头顶点、后头点。

取双侧耳穴：子宫、卵巢、内分泌、肾、肾上腺、肝、皮质下、枕，以子宫、肾、皮质下为重点。

人体大×形：可取双三阴交配双内关，压穴时间与疗程不限。

治疗期间应尽量避免性生活。

治疗带下症取穴（手穴）

取双侧手穴：子宫、神门、肾点、命门点、头顶点、后头点。

取双侧耳穴：子宫、卵巢、内分泌、神门、肾上腺、皮质下，以子宫、肾、内分泌为重点。

人体大×形：可取双三阴交配双内关。

莫吃辛辣与燥性食物。

治疗产后宫缩痛取穴（手穴）

取双侧手穴：子宫、三焦点、头顶点、后头点、脾点、神门。

取双侧耳穴：子宫、交感、神门、脾、皮质下、肾上腺、内分泌，以子宫、交感、皮质下为重点。

人体大×形：可取双女福穴，压穴时间不限。

治疗尿崩症取穴（手穴）

取双侧手穴：脑点、肾点、命门点、头顶点、后头点、三焦点。

取双侧耳穴：脑点、内分泌、交感、神门、肾、膀胱、皮质下，以脑点、肾、膀胱为重点。

人体大×形：在双手背、双脚背大指（趾）与二指（趾）后，压痛取四个“高升点”，压穴时间与疗程不限。

2007年1月10日

治疗肾病综合征取穴（手穴）

取双侧手穴：脑点、肾点、命门点、三焦点、头顶点、后头点、神门。

取双侧耳穴：肾、膀胱、交感、神门、腹水、肾上腺、内分泌、皮质下、枕，以肾、膀胱、皮质下、内分泌为重点。

人体大×形：在双手背、双脚背四指（趾）与小指（趾）后，压痛取四个“高升点”，压穴时间与疗程不限。

治疗中毒性肾功能衰竭取穴（手穴）

取双侧手穴：肾点、命门点、三焦点、神门、头顶点、后头点。

取双侧耳穴：肾、膀胱、交感、神门、肾上腺、内分泌、枕、皮质下，以肾、膀胱、交感、皮质下为重点。

人体大×形：可取双涌泉配双内劳宫、双三阴交配双内关，压穴时间与疗程不限。

可配捏脊，从下向上捏，每天捏1～2次，每次捏5遍。

2007年1月12日

治疗肾结石取穴（手穴）

取双侧手穴：肾点、命门点、输尿管、三焦点、神门、头顶点、后头点。

取双侧耳穴：肾、输尿管、交感、神门、皮质下、枕，以肾、输尿管、交感、皮质下为重点。

人体大×形：在双手背、双脚背大指（趾）与二指（趾）后，压痛取四个“高升点”，压穴时间与疗程不限。

2007年1月13日

治疗梅毒性膀胱炎取穴（手穴）

取双侧手穴：膀胱、肾点、命门点、三焦点、头顶点、后头点。

取双侧耳穴：膀胱、肾、交感、神门、肾上腺、内分泌、皮质下、枕，以膀胱、交感、肾为重点。

人体大×形：在双手背、双脚背四指（趾）与小指（趾）后，压痛取四个“高升点”，压穴时间与疗程不限。

2007年1月14日

治疗慢性盆腔炎取穴（手穴）

取双侧手穴：子宫、盆腔淋巴结、肾点、命门、头顶点、后头点。

取双侧耳穴：子宫、盆腔、卵巢、内分泌、神门、肾上腺、内分泌、皮质下、枕，以盆腔、内分泌、肾上腺、神门为重点。

人体大×形：在双手背、双脚背大指（趾）与二指（趾）后、压痛取四个“高升点”，压穴时间与疗程不限。

2007年1月15日

治疗阴部瘙痒症取穴（手穴）

取双侧手穴：外生殖器、肺点、后头点、头顶点、肾点、命门点。

取双侧耳穴：外生殖器、神门、肺、内分泌、肾上腺、枕，以外生殖器、肺、内分泌为重点。

人体大×形：在双手背、双脚背大指（趾）与二指（趾）后，压痛取四个“高升点”，压穴时间与疗程不限。

2007年1月16日

治疗乳腺导管增生取穴（手穴）

取双侧手穴：脑点、胸点、前头点、头顶点、后头点。

取双侧耳穴：内分泌、脑点、乳腺、神门、肾上腺、枕，以乳腺、脑点、内分泌为重点。

人体大×形：可取双足三里配双曲池，压穴时间与疗程不限。

勿食燥性与油炸品。

治疗乳腺囊肿取穴（手穴）

取双侧手穴：胸点、鱼际、头顶点、后头点、前头点。

取双侧耳穴：乳腺、内分泌、枕、肾上腺、神门、皮质下，以乳腺、皮质下为重点。

人体大×形：可取双足三里配双曲池，压穴时间与疗程不限。

莫吃辛辣与油炸食品。

2007年1月18日

治疗内分泌紊乱取穴（手穴）

取双侧手穴：脑点、头顶点、肾点、子宫、三焦点。

取双侧耳穴：内分泌、脑点、皮质下、肾、睾丸（男）、卵巢（女），以内分泌、脑点、皮质下为重点。

人体大×形：可取双三阴交配双内关、双涌泉配双内劳宫，压穴时间与疗程不限。

保持平常心。

2007年1月19日

治疗头痛头昏取穴（手穴）

取双侧手穴：后头点、前头点、头顶点、偏头点、神门。

取双侧耳穴：枕、额、神门、皮质下、枕小神经，以皮质下、枕为重点。亦可根据头痛的不同部位确定重点。

人体大×形：在双手背与双脚背的相应点压痛取四个“高升点”，压穴时间与疗程不限。

2007年1月20日

治疗失眠取穴（手穴）

取双侧手穴：心点、肾点、肝点、头顶点、后头点、神门。

取双侧耳穴：神门、心、肾、肝、枕、皮质下，以心、肾、肝为重点。

人体大×形：可取双内关配双三阴交、双内劳宫配双涌泉。

保持平常心。

◀ ◀ ◀ 2007年1月21日

治疗多梦取穴（手穴）

取双侧手穴：心、肾、后头点、头顶点、肝、胃肠点。

取双侧耳穴：神门、肾、枕、心、胃、皮质下、肝，以心、肾、肝、皮质下为重点。

人体大×形：取双内关配双三阴交、双神门配双昆仑。

保持平常心。

◀ ◀ ◀ 2007年1月22日

治疗偏头痛取穴（手穴）

取双侧手穴：偏头点、神门、肾点、头顶点、后头点、肝点。

取双侧耳穴：太阳、枕小神经、神门、肾、皮质下、枕、肝，以太阳、皮质下、肝为重点。

人体大×形：可在双手背、双脚背三指（趾）与四指（趾）后，压痛取四个"高升点"，压穴时间与疗程不限。

2007年1月23日

治疗三叉神经痛取穴（手穴）

取双侧手穴：上、下颌、后头点、神门、耳$_1$、耳$_2$、头顶点、偏头点、前头点。

取双侧耳穴：面颊、上、下颌、神门、枕、外耳、枕小神经、皮质下，以面颊、上、下颌、神门为重点。

人体大×形：取双涌泉配双内劳宫，以压穴时间愈长与痛感愈强，则效果更好。

禁食辛辣、燥性食物。

2007年1月24日

治疗面神经麻痹取穴（手穴）

取双侧手穴：眼、头顶点、肝点、后头点、口点、上、下颌。

取双侧耳穴：面颊、枕小神经、眼、口、皮质下、肝、枕、上、下颌，以面颊、上、下颌、皮质下为重点。

人体大×形：双手背、双脚背压痛取四个“高升点”，压穴时间与疗程不限。

保持平常心。

2007年1月25日

治疗肋间神经痛取穴（手穴）

取双侧手穴：胸、头顶点、后头点、神门。

取双侧耳穴：胸、枕、皮质下、神门，以胸、皮质下为重点。

人体大×形：用左病右取，右病左取，在脚背三、四趾后压痛取四个“高升点”，压穴时间与疗程不限。

2007年1月26日

治疗坐骨神经痛取穴（手穴）

取双侧手穴：坐骨点、神门、肾点、腰腿点、头顶点、后头点。

取双侧耳穴：坐骨、神门、肾、臀、肾上腺、腰椎、皮质下，以坐骨、肾、皮质下为重点。

人体大×形：左病右取、右病左取，在肩后下侧压痛取“高升点”，压穴时间与疗程不限。

2007年1月27日

治疗坐骨神经炎取穴（手穴）

取双侧手穴：坐骨点、后头点、肾点、神门、头顶点。

取双侧耳穴：坐骨、枕、肾、神门、肾上腺、皮质下，以坐骨、肾、肾上腺为重点。

人体大×形：可用左病右取、右病左取法，在肩部后侧压痛取“高升点”，压穴时间与疗程不限。

2007年1月28日

治疗脑震荡后遗症取穴（手穴）

取双侧手穴：肾点、脑干、后头点、神门、前头点、头顶点、心点、胃肠点。

取双侧耳穴：肾、脑干、枕、神门、额、皮质下、心、枕小神经、胃，以肾、脑干、皮质下为重点。

人体大×形：在双手背与双脚背，压痛取四个“高升点”，压穴时间与疗程不限。

2007年1月29日

治疗脑膜炎后遗症取穴（手穴）

取双侧手穴：肾点、脑干、后头点、神门、头顶点、心点、三焦点、胃肠点。

取双侧耳穴：肾、脑干、枕、神门、皮质下、胃、心、枕小神经，以肾、脑干、枕、皮质下为重点。

人体大×形：在双手背与双脚背相应部位压痛取四个“高升点”，压穴时间与疗程不限。

2007年1月30日

治疗癫痫取穴（手穴）

取双侧手穴：神门、后头点、胃肠点、头顶点、脑干、三焦点、心点。

取双侧耳穴：神门、枕、心、胃、皮质下、脑干、交感、枕小神经，以心、脑干、皮质下为重点。

人体大×形：双合谷配双太冲穴，压穴时间与疗程不限。

保持平常心。

2007年1月31日

治疗神经衰弱取穴（手穴）

取双侧手穴：肾点、神门、后头点、心点、胃肠点、头顶点、肝点。

取双侧耳穴：肾、神门、枕、心、胃、皮质下、交感、肝，以心、肾、肝、皮质下为重点。

人体大×形：双内关配双三阴交、双涌泉配双内劳宫。

保持平常心，莫吃燥性与油炸食物。

2007年2月1日

治疗癔症取穴（手穴）

取双侧手穴：神门、后头点、心点、胃肠点、脑干、肾点、头顶点、三焦点。

取双侧耳穴：神门、枕、心、胃、脑干、肾、皮质下、交感，以心、肾、皮质下、脑干为重点。

人体大×形：可取双合谷配双太冲，压穴时间与疗程不限。

保持平常心。

治疗精神分裂症取穴（手穴）

取双侧手穴：肾点、神门、后头点、心点、胃肠点、肝点、头顶点、脑干。

取双侧耳穴：肾、神门、枕、心、胃、肝、脑干、皮质下、枕小神经，以心、肾、肝、皮质下为重点。

人体大×形：双合谷配双太冲，压穴时间与疗程不限。

保持平常心。

2007年2月3日

治疗癔病性瘫痪取穴（手穴）

取双侧手穴：头顶点、神门、后头点、心点、相应部位（如颈椎、腰椎）。

取双侧耳穴：皮质下、神门、枕、心、相应部位（如颈椎、腰椎），以皮质下为重点。

人体大×形：可取双合谷配双太冲、双涌泉配双内劳宫，压穴时间与疗程不限。

愈后，注意长期保健按摩。

2007年2月4日

治疗癔病性失语取穴（手穴）

取双侧手穴：脑点、后头点、心点、神门、肾点、头顶点。

取双侧耳穴：脑点、枕、心、神门、肾、皮质下，以心、肾、皮质下为重点。

人体大×形：可取双合谷配双太冲、双涌泉配双内劳宫，压穴时间与疗程不限。

愈后，注意长期保健按摩。

2007年2月5日

治疗面神经痉挛取穴（手穴）

取双侧手穴：中渚、神门、头顶点、偏头点、肝点、心点、肾点。

取双侧耳穴：面颊、神门、皮质下、太阳、肝、枕小神经、心、肾，以面颊、神门、肝为重点。

人体大×形：在双脚背与双手背，各取一个“高升点”指压，以健侧为重点，压穴时间与疗程不限。

2007年2月6日

治疗休克取穴（手穴）

取双侧手穴：心点、头顶点、后头点、脑点、内关，体穴配人中。

取双侧耳穴：肾上腺、枕、心、脑点、皮质下，以心、皮质下、人中、内关为重点。

一般休克应急送医院急救，本法只适宜边远、交通闭塞等特殊情况下急救之用，无银针可取棒压与指压。注意：切勿误了急救之时机。

2007年2月7日

治疗神经性多饮取穴（手穴）

取双侧手穴：头顶点、神门、心点、肾点、脑点。

取双侧耳穴：内分泌、皮质下、神门、肾、心、渴点、脑点，以心、肾、皮质下、脑点为重点。

人体大×形：可取双涌泉配双内劳宫、双内关配双三阴交。

保持平常心。

治疗小儿麻痹后遗症取穴（手穴）

取双侧手穴：相应部位（如颈项、肩、腰腿）、神门、心点、肾点、肝点、头顶点、后头点。

取双侧耳穴：相应部位、神门、肾上腺、内分泌、皮质下、枕、心、肾、肝，以心、肾、皮质下、脑点为重点。

人体大×形：在两肩、两髋压痛取点，前后共取八个点指压，压穴时间与疗程不限。要注意体质强弱，要求不要太急与太高。

2007年2月9日

治疗多汗症取穴（手穴）

取双侧手穴：肺点、大肠点、脾点、肾点、头顶点、后头点、脑点。

取双侧耳穴：肺、交感、内分泌、枕、肾上腺、脑点、皮质下，以肺、皮质下为重点。

人体大×形：取双肩与双髋下内侧四个“高升点”指压，压穴时间与疗程不限。

指压神阙（脐眼），自然呼吸100次。

2007年2月10日

治疗中暑取穴（手穴）

取双侧手穴：后头点、心点、头顶点、肾点、三焦点。

取双侧耳穴：枕、心、皮质下、肾上腺、枕小神经、交感，以心、皮质下为重点。

人体大×形：可取双内劳宫配双涌泉、双内关配双三阴交。

本病应立即送医院急救，本法只适用交通闭塞与边远地区的应急救护。

2007年2月11日

治疗大脑发育不全取穴（手穴）

取双侧手穴：肾点、头顶点、后头点、前头点、偏头点、脑点、神门、脑干、心点。

取双侧耳穴：肾、枕、额、内分泌、皮质下、脑干、神门、脑点、心，以心、皮质下、脑点为重点。

人体大×形：取双涌泉配双内劳宫、双神门配双昆仑、双内关配双三阴交、双足三里配双手三里，压穴时间与疗程不限。

坚持不懈，方有良效。

2007 年 2 月 12 日

治疗麻醉后遗症取穴（手穴）

取双侧手穴：相应部位、神门、头顶点、心点、肾点。

取双侧耳穴：相应部位、神门、皮质下、心、肾，以相应部位、心、皮质下为重点。

人体大×形：可取双涌泉配双内劳宫、双内关配双三阴交，压穴时间与疗程不限。

2007 年 2 月 13 日

治疗侏儒症取穴（手穴）

取双侧手穴：肾点、脑点、外生殖器、三焦点。

取双侧耳穴：肾、内分泌、脑点、睾丸（男）、卵巢（女），以脑点、肾为重点。

人体大×形：双涌泉配双内劳宫、双内关配双三阴交。

本病宜幼治、早治，迟则无用。

治疗脑功能失调取穴（手穴）

取双侧手穴：脑干、肾点、后头点、头顶点、颈项点、神门。

取双侧耳穴：脑干、肾、枕、颈椎、神门、皮质下，以脑干、肾、皮质下为重点。

人体大×形：双涌泉配双内劳宫、双内关配双三阴交，压穴时间与疗程不限。

治疗疟疾取穴（手穴）

取双侧手穴：头顶点、后头点、神门、肝点、液门、疟疾点。

取双侧耳穴：皮质下、内分泌、肾上腺、枕、肝、神门，以疟疾点、肝、皮质下、枕为重点。

人体大×形：可取双合谷配双太冲、双内关配双三阴交，压穴时间与疗程不限。

2007年2月16日

治疗水痘取穴（手穴）

取双侧手穴：肺点、三焦点、肾点、肝点、脾点。

取双侧耳穴：肺、内分泌、肾上腺、肝、脾，以肺、脾为重点。

人体大×形：可取双曲池配双血海，压穴时间与疗程不限。

本病有传染性，注意预防。

2007年2月17日

治疗急慢性肝炎取穴（手穴）

取双侧手穴：肝点、偏头点、头顶点、三焦点、脾点、肾点。

取双侧耳穴：肝、交感、脾、肝炎点、肝阳$_1$、肝阳$_2$、胰胆、内分泌、皮质下，以肝、皮质下、交感为重点。

人体大×形：取双内关配三阴交、双合谷配双太冲、加配捏脊。

2007年2月18日

治疗细菌性痢疾取穴（手穴）

取双侧手穴：大肠点、小肠点、神门、三焦点、脾点、胃肠点。

取双侧耳穴：大肠、小肠、神门、肾上腺、内分泌、枕、上、下颌，以小肠、大肠、神门、上、下颌为重点。

人体大×形：双胃肠点配双足三里，压穴时间与疗程不限。

本方为治痢特效方。

2007年2月19日

治疗甲状腺功能亢进取穴（手穴）

取双侧手穴：甲状腺、神门、脑点、三焦点、颈椎。

取双侧耳穴：甲状腺、内分泌、神门、脑点、肾上腺、交感、颈椎，以甲状腺、脑点、交感为重点。

人体大×形：在双手合谷与列缺穴之间压痛取“高升点”，脚穴参照手穴在脚颈背前压痛取点，共取四个点，压穴时间与疗程不限。

此四点为治本病特效穴位。

2007年2月20日

治疗甲状腺囊肿取穴（手穴）

取双侧手穴：甲状腺、神门、三焦点、心点、肾点、脑点。

取双侧耳穴：甲状腺、内分泌、神门、肾上腺、交感、脑点，以甲状腺、内分泌、脑点为重点。

人体大×形：在双手腕前侧（即列缺穴之前）压痛取“高升点”，脚穴参照手穴压痛取点，共取四个点，压穴时间与疗程不限。

这四个点是本病特效穴，但需早期治疗，迟则无效。

2007年2月21日

治疗毛囊炎取穴（手穴）

取双侧手穴：相应部位、肺点、后头点、大肠点、脾点。

取双侧耳穴：相应部位、肺、大肠、枕、内分泌、脾，以相应部位、肺为重点。

人体大×形：按左病右取、右病左取、上病下取、下病上取的原则，在相应部位压痛取“高升点”，压穴时间与疗程不限。

2007年2月22日

治疗带状疱疹取穴（手穴）

取双侧手穴：相应部位、肺点、后头点、大肠点、脾点、神门。

取双侧耳穴：相应部位、肺、枕、内分泌、肾上腺、神门，以相应部位为重点。

人体大×形：可取双曲池配双血海，压穴时间与疗程不限。

2007年2月23日

治疗皮肤瘙痒症取穴（手穴）

取双侧手穴：肺点、神门、大肠点、后头点、三焦点、脾点。

取双侧耳穴：肺、神门、枕、内分泌、肾上腺、腮腺、脾，以肺、内分泌、脾为重点。

人体大×形：可取双曲池配双血海，压穴时间与疗程不限。

注意饮食，勿吃公鸡、鹅等肉类食物。

治疗荨麻疹取穴（手穴）

取双侧手穴：肺点、神门、后头点、脾点、肾点、头顶点。

取双侧耳穴：肺、神门、枕、内分泌、肾上腺、皮质下、脾，以内分泌、皮质下为重点。

人体大×形：可取双曲池配双血海，压穴时间与疗程不限。

注意饮食调节，勿食燥性与公鸡、鹅等肉类食物。

2007年2月25日

治疗寻常疣取穴（手穴）

取双侧手穴：肺点、后头点、相应部位、脾点、肾点。

取双侧耳穴：肺、内分泌、枕、肾上腺、相应部位、脾、肾，以相应部位、肺为重点。

人体大×形：可用左病右取、右病左取、上病下取、下病上取法，在相应部位压痛取“高升点”，压穴时间与疗程不限。

2007年2月26日

治疗神经性皮炎取穴（手穴）

取双侧手穴：相应部位、肺点、后头点、头顶点、肾点、脾点、心点。

取双侧耳穴：相应部位、肺、枕、肾上腺、腮腺、皮质下、肾、脾、心，以相应部位、肺为重点。

人体大×形：可用左病右取、右病左取、上病下取、下病上取之原理，在相应部位压痛取“高升点”，注意压痛取最痛点，压穴时间与疗程不限。

2007年2月27日

治疗日光性皮炎取穴（手穴）

取双侧手穴：肺点、神门、脾点、肾点、头顶点、后头点。

取双侧耳穴：肺、神门、肾上腺、内分泌、枕、皮质下，以肺、脾、皮质下为重点。

人体大×形：取双曲池配双血海，压穴时间与疗程不限。

愈后，注意保健按摩，以巩固疗效。

治疗过敏性皮炎取穴（手穴）

取双侧手穴：肺点、后头点、大肠点、脾点、肾点、相应部位。

取双侧耳穴：肺、内分泌、枕、肾上腺、相应部位、脾、肾，以肺、相应部位为重点。

人体大×形：取双曲池配双血海，压穴时间与疗程不限。

注意饮食，禁食造成自己过敏的食物。

◀◀ 2007年3月1日

治疗痱子取穴（手穴）

取双侧手穴：肺点、三焦点、后头点、神门、头顶点。

取双侧耳穴：肺、肾上腺、枕、神门、皮质下，以肺、皮质下为重点。

人体大×形：取双曲池配双血海，压穴时间与疗程不限。

注意适时适当降温防暑。

2007年3月2日

治疗斑秃取穴（手穴）

取双侧手穴：相应部位、肺点、肾点、肝点、三焦点。

取双侧耳穴：相应部位、肾、肺、肝、内分泌，以相应部位、肺、肾为重点。

人体大×形：取双曲池配双血海，压穴时间与疗程不限。

愈后，注意长期保健按摩。

2007年3月3日

治疗脱发取穴（手穴）

取双侧手穴：肾点、肺点、三焦点、后头点、头顶点、脾点。

取双侧耳穴：肾、肺、内分泌、枕、皮质下、脾，以肺、皮质下为重点。

人体大×形：在双脚背四、五趾后，压痛取最痛点为“高升点”，手穴参考脚穴取点，共四个点，压穴时间与疗程不限。

2007年3月4日

治疗脂溢性皮炎取穴（手穴）

取双侧手穴：肺点、后头点、脾点、肾点、大肠点、头顶点。

取双侧耳穴：肺、相应部位、内分泌、枕、脾、肾上腺、肾，以肺、脾、肾为重点。

人体大×形：取双曲池配双血海，压穴时间与疗程不限。

愈后，注意长期保健按摩。

2007年3月5日

治疗酒糟鼻取穴（手穴）

取双侧手穴：鼻点、肺点、大肠点、小肠点、脾点、肾点。

取双侧耳穴：肺、外鼻、内分泌、肾上腺、大肠、小肠。以外鼻、肺、脾为重点。

人体大×形：在双脚背太冲穴与双手背合谷穴附近压痛取最高点为“高升点”，压穴时间与疗程不限。

治疗痤疮取穴（手穴）

取双侧手穴：肺点、大肠、三焦点、头顶点、脾点、肾点、前头点、后头点。

取双侧耳穴：肺、内分泌、睾丸、面颊。以肺、脾为重点。

人体大×形：取双曲池配双血海，压穴时间与疗程不限。

愈后，注意长期保健按摩。

治疗白癜风取穴（手穴）

取双侧手穴：肺点、后头点、脾点、肾点、相应部位。

取双侧耳穴：肺、内分泌、枕、肾上腺、相应部位，以肺、相应部位为重点。

人体大×形：在双手双脚手背脚背相应部位压痛取“高升点”，共取四个点，压穴时间与疗程不限。

愈后，注意长期保健按摩。

2007年3月8日

治疗扁平疣取穴（手穴）

取双侧手穴：肺点、后头点、脾点、肾点、相应部位。

取双侧耳穴：肺、肾上腺、枕、大肠、脾、肾、相应部位，以肺、脾、相应部位为重点。

人体大×形：可视扁平疣发病部位，采取上病下取、下病上取、左病右取、右病左取、中间病四边取之法，压痛在相应部位取“高升点”指压或棒压，压穴时间与疗程不限。

2007年3月9日

治疗湿疹取穴（手穴）

取双侧手穴：肺点、肾点、脾点、后头点、大肠点、相应部位。

取双侧耳穴：肺、肾上腺、枕、大肠、脾、肾、相应部位，以肺、脾、相应部位为重点。

人体大×形：取双曲池配双血海，压穴时间与疗程不限。

愈后，注意长期保健按摩，以巩固疗效，同时也要注意饮食调节。

2007年3月10日

治疗小儿湿疹取穴（手穴）

取双侧手穴：肺点、后头点、肾点、脾点、相应部位。

取双侧耳穴：肺、枕、肾上腺、肾、脾、相应部位，以肺、相应部位为重点。

人体大×形：取双曲池配双血海，压穴时间与疗程不限。

注意饮食调节。

2007年3月11日

治疗硬皮症取穴（手穴）

取双侧手穴：肺点、后头点、肾点、肝点、脾点、脑点。

取双侧耳穴：肺、枕、内分泌、肾上腺、肝、脾、脑点，以肺、脾为重点。

人体大×形：取双曲池配双血海，压穴时间与疗程不限。

注意饮食调节。

2007年3月12日

治疗鹅掌风取穴（手穴）

取双侧手穴：肺点、肾点、脾点、大肠、头顶点、后头点。

取双侧耳穴：肺、肾上腺、相应部位、脾、大肠、皮质下、枕，以肺、相应部位为重点。

人体大×形：在双脚的相应部位压痛各取一个最痛点，压穴时间与疗程不限。

注意饮食调节。

2007年3月13日

治疗鹅口疮取穴（手穴）

取双侧手穴：口腔、肺点、后头点、脾点、肾点。

取双侧耳穴：口、内分泌、肾上腺、枕、肺，以口、肺为重点。

人体大×形：在双手背拇指与食指基后压痛取最痛点为高升点，脚穴参考手穴取，共取四个点，压穴时间与疗程不限。

愈后，注意保健按摩。

2007年3月14日

治疗鱼刺、骨类卡喉取穴（手穴）

取双侧手穴：咽喉点、神门、头顶点、后头点。

取双侧耳穴：咽喉、神门、肾上腺、内分泌、枕、皮质下，以咽喉、皮质下为重点。

人体大×形：在双手颈前侧、双脚颈前侧压痛取四个高升点，指压或棒压，压穴时间与疗程不限。

2007年3月15日

治疗砂粒入眼取穴（手穴）

取双侧手穴：眼点、肾点、肝点、头顶点、后头点。

取双侧耳穴：眼、神门、肾上腺、内分泌、皮质下、枕，以眼、皮质下为重点。

人体大×形：在双手背中指与无名指基关节后一寸许处压痛取“高升点”，脚穴参照手穴取，双手双脚共取四个点，压穴时间与疗程不限。

人应重点保护双眼。

2007年3月16日

治疗输血后发高热取穴（手穴）

取双侧手穴：肺点、头顶点、心点、肝点、肾点、神门、后头点。

取双侧耳穴：肺、肾上腺、内分泌、枕、皮质下，以肺、皮质下（头顶点）为重点。

人体大×形：可取双合谷配双太冲、双外关配双冲阳，不计时间，适可而止。

保持平常心。

争取有充足的睡眠时间。

2007年3月17日

治疗糖尿病取穴（手穴）

取双侧手穴：肾点、命门、肝点、脾点、神门、后头点、头顶点、脑点、阳池、内阳池、黄疸消渴点。

取双侧耳穴：肺、膀胱、胰胆、神门、肾上腺、内分泌、皮质下、脑点、肾，以肾、阳池、胰胆为重点。

可加配体穴：人中、兑端、承浆穴，压穴时间与疗程不限。

注意饮食调节，以玉米等杂粮为主食。

2007 年 3 月 18 日

治疗乳房肿瘤与其他良性肿瘤取穴（手穴）

取双侧手穴：神门、肾点、肝点、脾点、头顶点、后头点、脑点、相应部位。

取双侧耳穴：神门、肾上腺、内分泌、皮质下、枕、脑点、相应部位，以皮质下、内分泌、相应部位为重点。

人体大×形：乳房肿瘤类可在双脚背三、四趾后压痛取点，手穴参照脚穴取，共四个点。其他部位肿瘤，按×形原理，在相应部位取高升点，压穴时间与疗程不限。

2007 年 3 月 19 日

治疗烫伤取穴（手穴）

取双侧手穴：神门、头顶点、肺点、脾点、后头点、相应部位。

取双侧耳穴：神门、皮质下、肾上腺、内分泌、肺、脾、枕、相应部位，以肺、脾、相应部位为重点。

人体大×形：按“左病右取、右病左取、上病下取、下病上取”法，在相应部位压痛取“高升点”，指压或棒压，压穴时间与疗程不限。

愈后，注意保健按摩。

2007年3月20日

治疗腿抽筋取穴（手穴）

取双侧手穴：神门、肝点、后头点、脾点、头顶点、相应部位。

取双侧耳穴：神门、肝、枕、肾上腺、皮质下、脾、相应部位，以肝、相应部位为重点。

人体大×形：按×形原理，根据抽筋所发生的部位，在相应部位压痛取“高升点”，指压时间与疗程不限。

愈后，注意保健按摩。

2007年3月21日

治疗胬肉攀睛取穴（手穴）

取双侧手穴：眼点、神门、肝点、肾点、脾点、头顶点、后头点。

取双侧耳穴：眼、神门、肾上腺、内分泌、脾、肝、肾，以眼、内分泌、肝为重点。

人体大×形：在双脚背与双手背三、四趾（指）后，压痛取“高升点”，共取四个点，压穴时间与疗程不限。

愈后，注意保健按摩。

2007年3月22日

治疗腰椎间盘突出症取穴（手穴）

取双侧手穴：腰腿点、肾点、神门、头顶点、后头点、肝点、脾点。

取双侧耳穴：腰椎、肾、神门、肾上腺、内分泌、皮质下、枕、肝、脾，以腰椎、肾为重点。

人体大×形：在双臂、双腿后中侧，臂贴近少海穴、腿贴近委中穴压痛取“高升点”，共取四个点，压穴时间与疗程不限。

愈后，注意保健按摩。

2007年3月23日

治疗颈椎病取穴（手穴）

取双侧手穴：颈项点、肩点、神门、头顶点、后头点、肾点。

取双侧耳穴：颈椎、颈、肩、神门、肾上腺、内分泌、皮质下、枕、肾，以颈椎、肾、皮质下为重点。

人体大×形：可在双手手颈、双脚脚颈后侧，手颈穴在神门之上，脚颈穴在昆仑、太溪附近，压痛取点。手取两个点，脚内外各取一个点，共计六个点，压穴时间与疗程不限。

治疗小儿舞蹈症取穴（手穴）

取双侧手穴：神门、脑点、头顶点、后头点、肾点、肝点、脾点、心点。

取双侧耳穴：神门、脑点、皮质下、枕、肾、肝、心，以神门、心、皮质下为重点。

人体大×形：取双合谷配双太冲，压穴时间与疗程不限。

愈后，注意保健按摩。

治疗手术后不长皮肤取穴（手穴）

取双侧手穴：肺点、头顶点、神门、脾点、后头点、相应部位。

取双侧耳穴：肺、皮质下、神门、肾上腺、内分泌、脾、相应部位，以肺、相应部位为重点。

人体大×形：根据手术部位，胸、腹、背部，在两手两脚背部压痛取“高升点”，头部取穴同胸、腹、背、四肢部取穴，按×形原理在相应部位压痛取“高升点”，压穴时间与疗程不限。

治疗刀伤愈合取穴（手穴）

取双侧手穴：神门、头顶点、后头点、肺点、脾点、肝点、相应部位。

取双侧耳穴：神门、皮质下、肾上腺、内分泌、肺、脾、肝、相应部位，以皮质下、脾、肺、相应部位为重点。

人体大×形：头、面、胸、腹、背，可在双手、双脚背按相应部位压痛取“高升点”；四肢依据×形原理，在相应部位压痛取“高升点”，压穴时间与疗程不限。

2007年3月27日

治疗各种手术后康复取穴（手穴）

取双侧手穴：神门、头顶点、后头点、心点、肾点、脾点、肺点、相应部位。

取双侧耳穴：神门、肾上腺、内分泌、皮质下、枕、肺、脾、相应部位，以皮质下、相应部位为重点。

人体大×形：头、面、胸、腹、背，在双手、双脚背按相应部位压痛取“高升点”；四肢按×形平衡原理，在相应部位压痛取“高升点”，压穴时间与疗程不限。

治疗产后康复取穴（手穴）

取双侧手穴：子宫、神门、肾点、胃肠点、头顶点、后头点、前头点、脾点、肺点。

取双侧耳穴：子宫、神门、肾上腺、内分泌、肾、胃、皮质下、肺、脾，以子宫、皮质下为重点。

人体大×形：可取双内关配双三阴交，双胃肠点配双足三里，压穴时间与疗程不限。

妇女产后调摄，是妇女一大关键，定要高度重视，千万不可麻痹大意。

2007年3月29日

治疗过度疲劳恢复取穴（手穴）

取双侧手穴：神门、肾点、心点、后头点、脾点、头顶点、肺点、肝点。

取双侧耳穴：神门、肾、心、枕、脾、皮质下、肺、肝，以神门、心、肾为重点。

人体大×形：取双涌泉配双内劳宫、双三阴交配双内关、双手三里配双足三里，压穴时间与疗程不限。

此方长期坚持，妙用无穷。

2007年3月30日

治疗旅行与运动前保健取穴（手穴）

取双侧手穴：神门、头顶点、后头点、心点、肝点、脾点、肺点、肾点。

取双侧耳穴：神门、皮质下、枕、肾、肺、肝、脾，以心、肾、皮质下为重点。

人体大×形：取双涌泉配双内劳宫，双内关配双三阴交、双手三里配双足三里，压穴时间与疗程不限。有晕车船者，可加压晕车船点，穴在手背食指与中指基后寸许处，可取双手穴。

注意安全第一。

2007年3月31日

保健强身取穴（手穴）

取双侧手穴：神门、头顶点、后头点、肾点、心点、肝点、脾点、肺点。

取双侧耳穴：肾、心、神门、皮质下、枕、肺，以心、肾、皮质下为重点。

人体大×形：取双涌泉配双内劳宫、双内关配双三阴交、双手三里配双足三里，根据自身情况取不同组合，压穴时间与疗程不限。

可配捏脊，血压高者从上向下捏。

◀ ◀ ◀ 2007年4月1日

宣城彭贵华推荐治糖尿病方

（1）早睡早起，有充分的休息时间。

（2）敲胆经，在大腿外侧，从髀下对膝，分成四等份，每份用掌拍50次。

（3）双内关穴，用指或棒强压而不揉，以保护皮肤，每穴压半小时，不限时间与疗程。注意饮食，吃无糖与低糖食物。

保持平常心。

◀ ◀ ◀ 2007年4月2日

宣城彭贵华推荐治疗高血压方

（1）取双太冲穴，每穴重压而不揉，以保护皮肤，每穴压半小时，不限时间与疗程。

（2）重压心血管一点，在大拇指基部，即第二节横纹之中点。

（3）重压心血管二点，在手掌中指与食指基部上半寸许处。

（4）重压心血管三点，在心包经郄门穴尺侧手臂后侧，压痛取点。

（5）手捏耳背降压沟。

以上不限时间与疗程。

2007年4月3日

合肥市郝青华推荐治糖尿病方

取双手，穴在手掌根部与手背阳池穴相对应的点上，距腕横纹的大陵穴约寸许的中点，用指或棒强压而不揉，以保护皮肤，每穴压半小时，亦可不计时间与疗程，愈后，注意保健按摩。

亦可考虑配合阳池同压，压法相同。

2007年4月4日

深圳市王治礼推荐治高血压点

治高血压点在双脚大趾第二节（根部）横纹中点。每穴每次压10分钟，或不限时间与疗程，每天坚持压1～2次，王称他传此法治好300余人。本市女士方某试压，果然有效。

如效果不理想，可加配双手相应点。

压百会穴治感冒

压百会穴治感冒特灵，可以只压一次便可治愈感冒，一天之内感冒便彻底痊愈，妙不可言。

(1) 取穴要领：穴在两耳尖直上之头顶中点。

(2) 按摩要领：要压出痛感，坚持压一小时，如能压两小时则效果更佳。

(3) 个别人有头晕、心慌的晕针现象，应立即停压，平卧休息。百会是阳中之阳穴，对风寒感冒，疗效更好。

2007年4月6日

×形法治阴部无名疙瘩病

(1) 本方为合肥戴仁浩先生推荐。某女阴部长二十余个黄豆大的疙瘩，久治无效，采用本方压治一月而愈。

(2) 取穴要领：取双脚女福穴，穴在外踝前寸许肌肉微凸处，配双手肺点、大肠点，肺点在手掌拇指第一节横纹中心，大肠点在食指第一节横纹中点。

(3) 按摩要领：用棒或指强压而不揉，以保护皮肤。

不限时间与疗程。

2007年4月7日

×形平衡法治坐骨神经痛

(1) 此为治坐骨神经痛妙方，可以根治顽固的坐骨神经痛。

(2) 取穴要领：左侧坐骨神经痛取右肩，右侧坐骨神经痛取左肩，穴在肩后肩下不到二寸处，可压痛取“高升点”。

(3) 按摩要领：强力指压或棒压，注意保护皮肤，压穴20分钟，或不限时间与疗程。

愈后，注意长期保健按摩。

2007年4月8日

×形平衡法治老年前列腺肥大

(1) 本方为合肥郝青华推荐，他用此方3个月治愈本病。

(2) 取穴要领：取双手列缺穴，以拇指、食指两手交叉，食指尖到处是穴，可加配双女福穴，穴在脚外踝前寸许肌肉微凸处。

(3) 按摩要领：强力指压或棒压而不揉，以保护皮肤，不限时间与疗程，以压穴痛感强、时间长为最有效。

×形平衡法治老年便秘

楼上潘老患老年性便秘，指压双外关穴，立即有效，外关穴在手背腕横纹上二寸处，可压痛取点。可加配支沟穴，支沟穴在外关穴上一寸处，压痛取点，不限时间与疗程，以压穴痛感强、时间较长为有效。

愈后，注意保健按摩。

2007年4月10日

×形法治疗手指瘫痪

(1) 此方为重庆患者反馈。

(2) 取穴要领：取双手心点、头顶点。心点在手掌面中指一节横纹中点，头顶点在中指第二节尺侧赤白肉际中点。可加配耳穴的心、皮质下、指。

(3) 按摩要领：用牙签圆头或小棒强压而不揉，以保护皮肤，可不限压穴时间与疗程，以痛感强、压穴时间长为有效。

愈后，注意保健按摩。

×形法治疗严重膝外伤

(1) 本市有女膝外伤，医云骨已损，终生残废，治两年无效，用本法之后一周痊愈。

(2) 取穴要领：左膝伤，在右臂肘部前相应部位压痛取“高升点”，配穴，双侧手穴腰腿点。本点在手背食指与中指、无名指与小指共两个点，在其基部后手背部二分之一处取点。

(3) 按摩要领：用指或棒强压而不揉，以保护皮肤，不限时间与疗程，以痛感强、压穴时间长为有效，愈后保健。

2007年4月12日

×形法治顽固慢性肠炎

(1) 仑镇有男性慢性肠炎20年，用本法40天而痊愈。

(2) 取穴要领：取双足三里穴，配双三阴交穴，再配捏脊。

(3) 按摩要领：以指或棒强压而不揉，以保护皮肤，压穴不限时间与疗程，以痛感强，压穴时间长为有效。捏脊自下向上捏，每天捏1～2次，每次捏5遍。

愈后，注意保健按摩。

2007 年 4 月 13 日

×形法简单容易退 10 岁以下儿童高热法

(1) 合肥某大学有 5 岁小儿高热一周不退，医药无效，深夜电话求援、用本法一次退清热度（图见《火柴棒医生手记》第 45 页）。

(2) 取穴要领：取小儿脊柱，从颈部到尾椎骨。

(3) 按摩要领：以单手手指并拢，从颈部向尾椎骨直推 200～300 次。这是一种泻法，可清内脏之热，故可退高热。

2007 年 4 月 14 日

×形法保健脾虚瘦弱儿童

(1) 珠海有女询问脾虚瘦弱儿童保健方法，特拟此方。

(2) 取穴要领：取儿童脊柱与双足三里穴、双三阴交穴。

(3) 按摩要领：捏脊，自尾椎骨捏至颈项，每天捏 1～2 次，每次捏 5 遍。以指或棒强压穴位而不揉，以保护皮肤，每穴压半小时，或不限时间与疗程。

坚持下去，自有妙用。

2007年4月15日

自治坐骨神经痛妙法

此法为合肥市秦老汉首创。取手指粗尺许长木棍一根，一头顶在壁上，一头顶在健侧肩后下“高升点”，强力施压，不限时间，以痛感强、时间较长为有效。该老汉只用一周时间，就治好顽症。

一般治坐骨神经痛，需要他人协助，此老汉独创此招，十分宝贵，特记之，加以推荐。

2007年4月16日

捏脊治疗肝硬化

合肥市有肝硬化患者，久治不愈，生命不保，采用×形法中字诀而捏脊，从下向上捏（自尾椎骨捏到颈椎），一天捏1～2次，每次捏5遍，坚持3个月而病愈，后因服用治皮肤病药而有大反复。

坚持捏脊，可治肝硬化及肝病，但要禁服治皮肤病之药。这个教训很宝贵。

2007 年 4 月 17 日

×形法治冠心病

（1）本法取穴少而精，为合肥卢大姐所创。她用此方从 2002 年 4 月起压穴到 10 月，房颤、早搏现象全好。

（2）取穴要领：取双手心点、小肠点、肾点、头顶点，配双耳、神门、交感。

（3）按摩要领：用牙签圆头或小棒强压而不揉，以保护皮肤。压穴时间与疗程不限，以痛感强、压穴时间较长为有效。

此方很妙，值得推广。

2007 年 4 月 18 日

手穴治失眠法

手穴易学易按摩，治失眠效果好。

（1）取领要领：取双侧手心点、肾点、肝点、头顶点、后头点。

（2）按摩要领：用牙签圆头或小棒强压而不揉，以保护皮肤，心、肾、肝每穴各压 10 分钟，其他穴各压 5 分钟。

亦可不限压穴时间与疗程，以痛感强、压穴时间较长为有效。

如欲加配耳穴，可参照手穴。

2007年4月19日

治疗心律紊乱

本病顽固难治，坚持用本方有效。

（1）取穴要领：取双侧耳穴，心、小肠、神门、皮质下；取体穴，神门、内关、阳陵泉、阴陵泉、少府、安眠2（风池穴外半寸是穴）、通里、大陵、少海。

（2）按摩要领：耳穴用牙签圆头或小棒强压而不揉，以保护皮肤，体穴用指或棒强压而不揉，其中阳陵泉、阴陵泉两穴，可用两棒或两指对压，不限压穴时间与疗程，以痛感强、压穴时间较长为有效。愈后，保健。

2007年4月20日

治疗糖尿病取穴

（1）此病顽固，本法有效。

（2）取穴要领：体穴取人中、兑端、承浆、关元、水道、中脘、足三里、三阴交，以人中、兑端、承浆为重点。手穴取黄疸消渴点、肾点、命门点、肝点、内阳池（与手背阳池穴相对应的点）。

（3）按摩要领：用牙签圆头或小棒压手指上穴，用指或棒压体穴，均是强压而不揉，时间与疗程不限。

2007年4月21日

冬季治疗腰痛、腰椎病

冬季不易脱衣，可用简易按压法。

(1) 取双手腰腿点配双足女福穴，可压穴一小时，或不限时间。

(2) 专压足穴，取双涌泉、双昆仑、双女福、双行间、双太溪，每穴压10分钟以上，或不限时间。

(3) 亦可配耳穴：腰椎、神门、肾上腺、内分泌、皮质下、枕。

重点穴是腰椎、肾、女福、涌泉。腰为肾之府，应查清病情，特别要防止误把肾病当成单纯腰病来治。

2007年4月22日

×形平衡法治疗腰椎病

(1) 取穴要领：手肘后两臂两个点（少海穴后半寸），两腿弯两个点（即委中穴）配双女福穴，此穴在外踝前寸许肌肉微凸处。

(2) 按摩要领：用指或棒强压而不揉，压穴时间不限，以痛感强、压穴时间较长为有效，愈后，保健。

亦可加配耳穴：腰椎、神门、肾上腺、内分泌、皮质下、枕，作用更佳。

2007年4月23日

×形平衡法治足心发寒

（1）青阳县将军村牛先生，足心发寒，用本法一周而愈。

（2）取穴要领：取双手手心痛点按压，压左手治右脚，压右手治左脚。

（3）按摩要领：用指或棒强压而不揉，时间不限，以痛感强、压穴时间较长为有效，愈后，注意保健。足心如长期发寒，久治不愈，应注意内脏有无病变，不可误诊。足属阴性，宜暖不宜寒，不可疏忽大意。

2007年4月24日

×形平衡法治失眠多梦

（1）此病顽固而不易治，本法有效而安全，但需长期坚持按摩。

（2）取穴要领：取双神门配双昆仑、双内关配双三阴交。

（3）按摩要领：用指或棒强压而不揉，每穴压穴20分钟，或不限时间，最好在白天进行按摩，尤其不可在睡前作按摩。

本法既有安眠作用，也有健心作用，故是保健良方，长期坚持，必有妙用。

2007年4月25日

×形平衡法治失眠多梦

(1) 取穴要领：取百会、神阙、涌泉三穴。

(2) 按摩要领：以坐位或半卧位，以一根尺许长小棒，顶压在双涌泉穴上；而后，一手压在神阙穴上（隔薄衣），一手压在百会穴上，最低压半小时。

(3) 是为人体天（百会）地（涌泉）人（神阙）三穴，既有安眠作用，亦有扶持人体正气，压倒与清除邪气，强体治病之妙用，长期坚持，必有好处。

2007年4月26日

压脐治失眠多梦

指压神阙穴（隔薄衣）自然呼吸300次，白天随时可压，晚上要在睡前3小时压，无需过重，只需有一定程度的压迫感即成。不但有安眠作用，亦可补气，与调节强化性功能，预防遗精、阳痿、早泄，并可增加夫妻性生活之情趣，妙不可言。

此系×形法之中字诀，其作用有待于进一步开掘。

2007年4月27日

×形平衡法治子宫肌瘤及手术后复发症

(1) 安庆市有女询问子宫肌瘤治法，答以此方，合肥某大学职工，用本方有效，治好子宫肌瘤手术后复发症。

(2) 取穴要领：取双手背拇指、食指之后的“高升点”，穴在合谷与列缺穴之间，可以压痛取最痛点，脚穴参照手穴取点，共取四个点。

(3) 按摩要领：用指或棒强压而不揉动，不限压穴时间与疗程，以痛感强，压穴时间较长为有效。愈后，注意保健按摩。

2007年4月28日

×形平衡法治疗甲亢

(1) 合肥有女甲亢，用本法按摩十周而愈。此女已大学毕业，疗效巩固。此后，又有两女用本法治好甲亢。

(2) 取穴要领：取双手背拇指、食指之后的“高升点”，穴在合谷到列缺穴之间，压痛取其最痛点。脚穴参照手穴取，穴在脚颈前大趾、二趾之间的线上，压痛取最痛点，两手两脚共取四个点。

(3) 按摩要领：用指或棒强压而不揉，不限压穴时间与疗程，以痛感强、压穴时间较长为有效。

甲亢甚顽固，只有此法可治。

×形平衡法压脚穴治腰痛

(1) 我因摔倒受伤，老腰痛同时发作，各种方法无效，改压脚穴，一周而愈，故脚穴治腰痛特效。

(2) 取穴要领：取双涌泉、双昆仑、双女福、双行间、双太溪，每穴压20分钟或不限时间。

(3) 按摩要领：用指或棒强压而不揉。

肾是先天之本，脾是后天之本，两本经通行脚上，脚穴是大有潜力可挖的，应高度重视。

愈后，注意长期保健按摩。

2007年4月30日

人体×形法治胃肠病

依照×形平衡原理，此法最佳。

(1) 取穴要领：取双胃肠点，配双足三里。

(2) 按摩要领：用指或棒强压而不揉，不限压穴时间与疗程，以痛感强、压穴时间较长为有效。

(3) 此法通治各种胃病、肠病，亦可用以镇痛，长期坚持，必有良效。可为广大消化病患者造福。

2007年5月1日

×形平衡法治吐血

(1) 取穴要领：取双鱼际穴，配手穴脾点、头顶点、后头点。

(2) 按摩要领：鱼际穴用指或棒强压不揉，是为主穴，可压半小时以上。其余手穴用牙签圆头或小棒强压不揉，不限时间与疗程。

(3) 本法适用于少量或慢性吐血，急性及大量咯血，应送医院急救。

(4) 愈后，宜做保健按摩，不可麻痹大意。

2007年5月2日

×形平衡法治乳糜尿

(1) 取穴要领：取双列缺配双解溪、双阴陵泉配双曲池。

(2) 按摩要领：以指或棒强压而不揉，每穴压半小时，或不限时间与疗程。愈后，注意长期保健按摩。

(3) 可配压神阙穴，隔薄衣压，自然呼吸100次，一天可压1～2次。

(4) 注意清心寡欲，适当节制性生活。

2007年5月3日

人体×形平衡法治疗脚踝伤

(1) 取穴要领：如左脚受伤，在右手掌大鱼际下端压痛取“高升点”，如右脚踝受伤，在左手掌大鱼际下端压痛取点，双脚踝受伤，则取双手两个点。

(2) 按摩要领：用指或棒强压而不揉，压穴半小时，或不限时间，以痛感强、压穴时间较长为有效。

(3) 愈后，注意保健按摩。脚踝为人体最易受伤部位，要重视加以保护。

2007年5月4日

人体×形法治急慢性胃炎

(1) 取穴要领：取双耳的胃、交感、神门、肾上腺、内分泌、皮质下、枕。配体穴：手穴双胃肠点配双足三里，此为胃炎治疗的特效方。

(3) 按摩要领：取牙签圆头或小棒压耳穴，一般穴压2～3分钟，重点穴：胃、交感、皮质下压4～5分钟，体穴用指或棒强压15～20分钟。或不限时间。

(3) 本法适用于交通闭塞区急救，危重者宜急送医院。

愈后，注意保健按摩。

2007年5月5日

×形平衡法家中急救小儿休克

(1) 此法适用于交通闭塞地区急救，此症应立即送医院。

(2) 取穴要领：取人中、肺俞、精灵、威灵、昆仑、太溪穴。

(3) 按摩要领：掐人中，指压背上肺俞穴，指压手颌上精威两穴，再捏脚后跟的昆仑、太溪两穴。

(4) 如系高热引起，应予按摩降热，简易降热法，是从脊柱颈部向下直推到尾椎骨，可以手指并拢成掌进行，推300～400次。

2007年5月6日

×形平衡法治急性胃痉挛

(1) 取穴要领：取双侧耳穴：胃、交感、神门、肾上腺、内分泌、皮质下、枕。体穴：手穴双胃肠点配双足三里。

(2) 按摩要领：耳穴用牙签圆头或小棒强压而不揉，体穴用指或棒强压而不揉，耳穴如胃、交感、皮质下重点穴压4～6分钟，一般穴压2～3分钟，体穴压20～30分钟，或不限时间。

(3) 本法适用于在交通闭塞地区急救，不可延误。

2007年5月7日

×形平衡最简易治感冒法

可取筷子一根，两头各压在双内合谷穴上（此穴在手掌与合谷穴相对应的点上），用力挤压，痛感要强，坚持压半小时以上，如伴有咳嗽，亦可将筷子两头压在手穴咳喘点，如上法施压。

此法可较快治好感冒，如未彻底治好，可以再压1～2次，自有妙用。

愈后，要做保健按摩，压5分钟即可。

2007年5月8日

×形平衡法治精神分裂症

(1) 取穴要领：取双侧耳穴：肾、心、肝、神门、皮质下、枕、胃，以心、肾、皮质下为重点。

配双合谷、双太冲。捏脊从下向上捏，每天捏1～2次，每次捏5遍。

(2) 按摩要领：耳穴用牙签圆头或小棒强压而不揉，体穴用指或棒强压而不揉，耳穴重点穴压4～6分钟，一般穴压2～4分钟，体穴压20～30分钟。愈后，保健。

(3) 本病顽固，坚持就是胜利。

2007 年 5 月 9 日

×形平衡法治疗发作性睡眠症

此病少于失眠，在仓镇治过一例，用本法有效。

取双侧耳穴：神门、心、肾、枕、胃、兴奋点（由皮质下向耳垂方向直点压）。

以兴奋点、心、肾为重点，用牙签圆头或小棒强压而不揉，重点穴压4～6 分钟，一般穴压 2～4 分钟。

愈后，注意保健按摩若干次，保持平常心。

2007 年 5 月 10 日

×形平衡法治疗半身不遂

(1) 我曾以此法使瘫痪 3 年的老友曾先生，一次按摩，便可站起行走。

(2) 取穴要领：取双侧耳穴皮质下、脑干、枕、心、肾、颈椎、腰椎、肩、髋关节、神门，在健侧肩、髋内侧压痛取两个“高升点”，配捏脊自下向上捏，一天捏 1～2 次，每次捏 5 遍。

(3) 按摩要领：用牙签圆头或小棒压耳穴而不揉，用指或棒强压体穴而不揉，耳穴重点穴皮质下、脑干、枕、颈椎、心压 4～6 分钟，其他穴压2～4 分钟，体穴压 20～30 分钟。愈后，注意保健按摩。

×形平衡法治三叉神经痛而引起的面神经麻痹

(1) 我曾以此法两星期治好公社陈书记老婆之顽症。

(2) 取穴要领：取双侧耳穴面颊、上颌、下颌、皮质下、枕、口、眼、神门、肝。体穴取双涌泉配双内劳宫。

(3) 按摩要领：耳穴用牙签圆头或小棒压而不揉，体穴用指或棒强压而不揉，耳穴重点穴面颊、上、下颌、皮质下压4～6分钟，其他穴压2～4分钟，体穴压20～30分钟。

愈后，注意保健按摩。

2007年5月12日

×形平衡法治肌肉萎缩侧索硬化症

(1) 施用本法使定远县老妇顽症晚期得到改善。

(2) 取穴要领：取双侧耳穴心、肾、肝、脾、肺、皮质下、枕、颈椎、腰椎、脊髓。

(3) 按摩要领：取牙签圆头或小棒强压而不揉，重点穴心、肾、皮质下、脊髓、颈椎压4～6分钟，一般穴压2～4分钟。

(4) 本病顽固而可怕，宜早期发现与治疗，晚期则不可治。

×形平衡法治膝关节炎

（1）此法使观音寺公社某患者15年顽症4次而愈。

（2）取穴要领：取双侧耳穴膝、神门、肾上腺、内分泌、皮质下、枕。配双手腰腿点。

（3）按摩要领：用牙签圆头或小棒强压耳穴而不揉，用指或棒强压腰腿点而不揉。耳穴重点穴膝、皮质下、内分泌压4～6分钟，其他穴压2～4分钟。腰腿点压20～30分钟。

（4）亦可采用人体大×形法，即在健侧手臂曲池穴之下压痛取“高升点”，压左臂治右膝，压右臂治左膝，时间可压20～30分钟，注意保护皮肤，愈后保健。

2007年5月14日

×形平衡法治垂危肺气肿病人

（1）在定远县有垂危肺气肿病人，用本方一次而得救。

（2）取穴要领：取双侧耳穴肺、气管、交感、神门、肾上腺、内分泌、皮质下、枕。配双侧哮喘点。

（3）按摩要领：用牙签圆头或小棒强压耳穴而不揉，用指或棒强压手穴而不揉，耳穴重点穴肺、气管、交感、皮质下压4～6分钟，一般穴压2～4分钟，手穴压20～30分钟。

（4）本法适用于交通闭塞区急救，一般应送医院急救，不可延误治疗时机。

愈后，依本方做保健按摩若干次。

2007年5月15日

人体×形平衡法治小儿舞蹈症

(1) 本法在定远仓镇20天治愈小儿顽症。

(2) 取穴要领：取双侧耳穴心、肾、肝、皮质下、脑干、枕。配穴：体穴双合谷配双太冲。

(3) 按摩要领：耳穴用牙签圆头或小棒强压而不揉，体穴用指或棒强压而不揉，耳穴重点穴心、肾、肝、皮质下压4～6分钟，一般穴压2～3分钟，体穴每穴压20～30分钟。愈后，注意保健按摩。

(4) 本病宜早发现与早治，要耐心与细心，不宜急躁与粗暴。可配捏脊，从下向上捏，每天捏1～2次，每次捏5遍。

2007年5月16日

×形平衡法压耳穴治细菌性痢疾

(1) 在定远县用本法治好习惯性流产之孕妇顽疾，一次成功，其效如神，是火柴棒压耳穴首例，因找到耳穴“高升点”，故是×形法发挥威力之要例。

(2) 取穴要领：取双侧耳穴小肠、大肠、上颌、下颌、神门、肾上腺、内分泌、皮质下、枕。

(3) 按摩要领：以牙签圆头或小棒强压耳穴而不揉，重点穴小肠、大肠、上颌、下颌、压4～6分钟，一般穴压2～4分钟，越痛作用就越好，其中上颌、下颌为菌痢之“高升点”，有特效。

(4) 愈后，可做若干次保健按摩。本法安全可靠，其效迅速，可谓菌痢之克星。

2007年5月17日

×形平衡法通治各种关节炎与类风湿性关节炎

(1) 根据定远义诊之经验，各种关节炎与类风湿性关节炎，用耳穴效果好，尤其是类风湿性关节炎，无法采用大×形，更宜采用耳穴。

(2) 耳穴要领：耳双侧耳穴相应部位、神门、肾上腺、内分泌、皮质下、枕。

(3) 按摩要领：用牙签圆头或小棒强压而不揉，重点穴相应部位、内分泌、皮质下压4～6分钟，一般穴压2～4分钟。愈后，注意保健按摩。

本法安全可靠，疗效迅速而相对巩固，实为各类关节炎与类风湿关节炎之克星。

2007年5月18日

×形平衡法用于各种手术康复

无论何种手术，均可用此法使其迅速康复，其效安全可靠而迅速。

(1) 取穴要领：取双侧耳穴相应部位、神门、肾上腺、内分泌、皮质下、枕，如内脏手术可加配交感。

(2) 按摩要领：用牙签或小棒强压耳穴而不揉，重点穴相应部位、内分泌、皮质下，压4～6分钟，一般穴压2～4分钟。

(3) 以1个月为1疗程，或不限时间与疗程。愈后，注意保健。

如能普遍推广，实为各种手术者之福音。

2007 年 5 月 19 日

×形平衡法通治眼病的眼保健压法

(1) 蚌埠有老妇用此法压穴 8 小时即治愈顽固的眼底出血症，合肥有五位患者患不同眼疾，用此法后，有三人奏效。

(2) 取穴要领：取双侧手穴眼点、肝点、肾点、头顶点、后头点。

(3) 按摩要领：用牙签圆头或小棒强压而不揉，可不限时间与疗程，以压痛强、时间压得较长为有效。

(4) 本法安全可靠，疗效显著，实为眼疾患者之福音，可以普遍推广。愈后，可以做若干次保健按摩。以巩固疗效，亦可平日用之于保健双眼。

2007 年 5 月 20 日

×形平衡三种压穴方法

老来身患冠心病、高血压、糖尿病三样重疾，在与疾病斗争之中，总结了以下三种压穴法：

(1) 专穴持久压法。即只压一个穴位，而将时间延长，我压手穴心点两小时，保证了5个月心脏平安无事，肝、脾、肺、肾等亦可依此办理。其他重要穴位亦可持久压而不限时间。

(2) 重点配穴持久压。如眼病取眼点、肝点、肾点、头顶点、后头点，蚌埠有女以眼点、肝点、肾点为重点，一天中压了8小时，即治好了眼底出血顽症，其他可依此类推。

(3) 中心配穴压法。我以心脏为中心，每压一个穴位，都先压心穴，如取五个穴位，心穴就压了5次，而其他穴各压一次，注意突出重点，要穴可将压穴一次的时间放长，或重压一次，此法作用很好，依此类推，可以对付各种顽症。

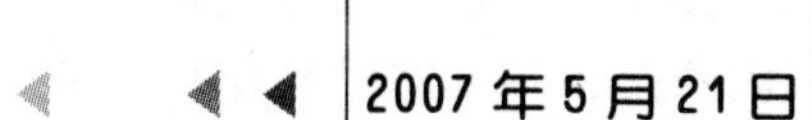

×形平衡法通治脚气病

(1) 通治脚气病，是我用×形平衡法治病第一例，一针治愈15年顽固脚气病，其效神速。

(2) 取穴要领：取左手叉治右脚相应脚叉，取右手叉治左脚叉，单叉单取，双叉双取，多叉多取。相应手叉有病，亦可用此法取脚叉，其做法同治脚气病。

(3) 按摩要领：用手指头直接压在相应手叉之中，无需揉动，有较强痛感即成，压穴时间与疗程不限，直到治愈。愈后，可做若干次保健按摩。

本法安全简单，容易、速效、长效，实为脚气病克星。

2007年5月22日

×形平衡法治疗疝气

(1) 桐城、深圳等地患者求治疝气，特告以此方。

(2) 取穴要领：取双手小肠点、大肠点、头顶点、后头点，以小肠点、头顶点为重点。体穴可取双腕骨配双丘墟，或双商阳配双大敦。

(3) 按摩要领：手穴可用牙签圆头或小棒强压而不揉，体穴可用指或棒强压而不揉，不限时间与疗程。愈后，注意做若干次保健按摩。

(4) 可配捏脊与压脐眼。捏脊，自尾椎骨捏到颈椎，每天捏1～2次，每次捏5遍。隔衣指压脐眼，自然呼吸100次。

2007年5月23日

×形平衡法治乳腺增生

网上求治乳腺增生特开此方。

(1) 取穴要领：可取手穴双鱼际穴，在双足三里、双手三里附近压痛取“高升点”，两臂两腿共四个点。

(2) 按摩要领：用指或棒强压而不揉，每穴压半小时，或不限时间与疗程，愈后注意保健按摩。

(3) 对乳腺增生，切记不可麻痹大意，早治与彻底治好是上策，养病如养虎，甚至有转化成恶性肿瘤可能。

(4) 可配捏脊，从下向上捏，每天捏1～2次，一次捏5遍。

2007年5月24日

×形平衡法治疗各类手指残伤

(1) 我曾用本法治好定远县农妇残伤之食指。

(2) 取穴要领：凡左手指残伤取右脚相应趾之“相应点”，右手指残伤取左脚相应趾之“相应点”。如系脚趾残伤，亦可以同样办法施治。

(3) 按摩要领：可以用牙签圆头或小棒强压而不揉，每穴压半小时，或不限时间与疗程，愈后，注意保健按摩。

(4) 双手是人之重要部位。用本法不仅可保护手指，亦可保护手掌。其原理与办法相同，依此类推。除缺损无法补上之外，通治各类伤损与炎症。

2007年5月25日

×形平衡法女福穴通治妇女各类痛症

(1) 本法通治妇女各类痛症，实为妇女之福音。

(2) 取穴要领：是我将其定名为女福穴，穴在足外踝前一寸肌肉微凸处，可压痛取最痛点。

(3) 按摩要领：用指或棒强压而不揉，取双侧穴，每穴压 15 分钟以上，或不限时间与疗程，愈后，注意保健按摩。

(4) 本穴亦可治男性前列腺病以及腰痛与瘫痪症，大有潜力可开发。

2007年5月26日

×形平衡法通治鼻炎简易方

(1) 用此方可通治各种类型鼻炎。

(2) 取穴要领：取双侧耳穴：内鼻、额、神门、肾上腺、内分泌、皮质下、枕。

(3) 按摩要领：用牙签圆头或小棒强压而不揉，重点穴内鼻、额、内分泌、皮质下，每穴压4～6分钟，一般穴压2～4分钟，或不限时间与疗程。愈后，注意保健按摩。

(4) 鼻炎是常见而顽固之病，最宜早期发现、早期治疗，决不可以麻痹大意，因关系大脑供应氧气，极易因此而产生脑部病变，慎之！

2007年5月27日

×形平衡法通治妇科病简易方

(1) 此法符合安全、简单、容易、速效、长效的要求。

(2) 取穴要领：取双侧耳穴子宫、卵巢、交感、神门、肾上腺、内分泌、肾、皮质下、枕。体穴双三阴交、双女福穴。

(3) 按摩要领：用牙签圆头或小棒强压耳穴而不揉，重点穴子宫、卵巢、肾、内分泌、皮质下，每穴压4～6分钟，一般穴压2～4分钟。体穴用指或棒强压而不揉，压15分钟。愈后，注意保健按摩。

2007年5月28日

通治癔病性失语简易方

(1) 此方在定远县有过病例，有效。

(2) 取穴要领：取双侧耳穴心、肾、神门、肺、胃、皮质下、舌。体穴双合谷配双太冲。

(3) 按摩要领：耳穴用牙签圆头或小棒强压而不揉，重点穴心、肾、肺、皮质下压4～6分钟，一般穴压2～4分钟。体穴用指或棒强压而不揉，每穴压10～15分钟。愈后，注意保健按摩。

(4) 可配捏脊，从下向上捏，每天捏一次，一次捏5遍。

此病比较顽固，坚持就是胜利。

2007年5月29日

通治癫痫简易方

(1) 取穴要领：取双侧耳穴神门、肾、心、肝、皮质下、枕、脑干、胃。体穴双合谷配双太冲。

(2) 按摩要领；耳穴用牙签圆头或小棒强压而不揉，重点穴心、肾、肝、皮质下，压4～6分钟，一般穴压2～4分钟。体穴用指或棒强压而不揉，每穴压10～15分钟。

(3) 可配捏脊，从下向上捏，每天捏1～2次，每次捏5遍。愈后，注意保健按摩。

(4) 本病顽固，坚持就是胜利。

通治小儿白血病推拿方

(1) 此为2岁左右的用量，可视年龄大小而增减，大者酌增、小者酌减。

(2) 用小儿推拿法，只摸左手，补脾土300次，清肝木、心火各200次，清补肺金各150次，补肾水300次，推上三关300次，清天河水300次，退六腑300次，推脊柱300次，捏脊5遍（自下向上），如腹泻不止可指压长强20分钟。

(3) 本法可用3～5个疗程，每个疗程20天。在热度退到40度以下时，要减去“退六腑”，热度完全退清之后，不用退热按摩。其他则照旧。治愈之后，要做保健按摩。

2007年5月29日

简易治疗顽固牙痛方

(1) 施用本法在定远县使牙痛一年以上的患者一次治疗而愈。

(2) 取穴要领：取双侧耳穴牙痛点、上颌、下颌、神门、肾上腺、内分泌、皮质下、枕。体穴取同侧合谷。

(3) 按摩要领：用牙签圆头或小棒强压耳穴而不揉，重点穴牙痛点、上下颌、皮质下压4～6分钟，一般穴压2～4分钟。体穴压10～15分钟，用指或棒强压而不揉。其中取同侧合谷，亦是治病之关键。

牙痛虽非大病，但顽固牙痛折磨人们则痛苦万分，本方为牙痛患者之福音，应予高度重视。

简易治疗脑垂体功能亢进

(1) 定远县曾有病例，未治，终生遗憾。

(2) 取穴要领：取双侧耳穴脑点、皮质下、神门、肾上腺、内分泌、枕、心、肾。取双侧脑点、心点、头顶点、后头点。

(3) 按摩要领：用牙签圆头或小棒强压耳穴而不揉，重点穴脑点、皮质下、心、肾压4～6分钟，一般穴要2～4分钟。手穴压法同耳穴。

(4) 此病宜早期发现、及时治疗，中期治疗，难度甚大，晚期则不可治，慎之！

2007年6月2日

简易治疗脑性瘫痪法

(1) 根据实践经验，脑性瘫痪最宜持久压耳穴加以治疗。

(2) 取穴要领：取双侧耳穴颈椎、腰椎、皮质下、脑干、枕、心、肾、肩、髋关节贴近肩与髋内侧压痛取四个“高升点”。

(3) 按摩要领：耳穴用牙签圆头或小棒强压而不揉，重点穴皮质下、脑干、枕、颈椎压4～6分钟，一般穴压2～4分钟。体穴“高升点”用指或棒强压而不揉，每穴压10～20分钟。

(4) 本病十分顽固，需长期坚持，自会成功。愈后，注意保健按摩。

简易治疗肺气肿法

(1) 取穴要领：取双侧耳穴肺、气管、交感、神门、肾上腺、内分泌、皮质下、枕。在尺泽穴附近，压痛双取“高升点”。

(2) 按摩要领：耳穴用牙签圆头或小棒强压而不揉，重点穴肺、气管、交感、皮质下压穴6～10分钟，一般穴压3～5分钟。体穴用指或小棒强压而不揉，压10～15分钟。

(3) 本病严重时转化为肺源性心脏病，十分难治，故宜早治与彻底治好，不可大意。

2007年6月4日

简易治疗顽固疟疾

(1) 取穴要领：取双侧耳穴皮质下、内分泌、肾上腺、肝、枕、神门。手穴液门与四、五指后“高升点”。

(2) 按摩要领：取牙签圆头与小棒强压耳穴而不揉，重点穴皮质下、肝、内分泌，压穴6～10分钟，一般穴压3～5分钟。手穴压10～15分钟。

(3) 可配捏脊，从下向上捏，每天捏1～2次，每次捏5遍。

(4) 本病顽固，故治愈之后，依此方做若干次保健按摩，以防复发。

2007年6月5日

先天性心肌炎小儿保健推拿法

(1) 此为2岁小儿之剂量，2岁以下，其量酌减，2岁以上，其量酌增。

(2) 此法可减轻症状，争取医治时间，补脾土300次，清肝木、心火各200次，补肺金300次，补肾水300次，揉双内关、双三阴交各300次，每天捏脊1～2次，每次捏5遍，从下向上捏。

(3) 此为增强患儿体质之良方，其中的捏脊特别重要，如能长年长期坚持下去，就有可能彻底治愈先天性心肌炎。

坚持到底，就是胜利。

2007年6月6日

中毒性菌痢高热不降小儿推拿法

(1) 本剂量适用于2岁小儿，2岁以下小儿，其量酌减，2岁以上者酌增。

(2) 取穴要领：补脾土300次，推大肠200次，揉板门150次，清肝木、心火各200次，清补肺金各150次，补肾水300次，退六腑300次，推脊300次，捏脊（自下向上）5遍。

(3) 按摩要领：可以10天或两周为1疗程，热度降到40度以下，减去退六腑；热度全清，减去推上三关、清天河水、推脊，其余照推，肺金改为全补。

小儿推拿法是国宝，应予高度重视。

治疗因性交后浸冷水而形成的截瘫

性交之后，不能即浸冷水，重则丧命，亦有截瘫可能。

(1) 取穴要领：取双耳皮质下、脑干、枕、肝、肾、腰椎、髋关节、神门、肾上腺、内分泌。

(2) 推拿要领：用牙签圆头或小棒强压耳穴而不揉，重点穴腰椎、皮质下、脑干、枕压6～10分钟，一般穴压3～5分钟，或不限压穴时间与疗程，愈后保健。

(3) 亦可在双肩内侧，贴近肩处，取双肩两个“高升点”，每点指压10～15分钟。

2007年6月8日

治疗小儿疳积推拿法

(1) 本方为2岁小儿之剂量，2岁以下，其量酌减，2岁以上，其量酌增。

(2) 取穴要领：补脾土300次，推大肠200次，揉板门200次，清肝木、心火各200次，补肺金、肾水各300次，推上三关300次，从下向上捏脊5遍，揉双足三里、双三阴交各300次。

(3) 按摩要领：严格分清补与清的手法，不可搞错，捏脊是个关键，以脊柱两侧皮肤红为度，坚持下去，自有妙用，以 1 个月为 1 疗程，可治 2～3 个疗程。

捏脊则可做为长期保健之用。

2007 年 6 月 9 日

简易治疗尿毒症

(1) 取穴要领：取双侧耳穴肾、胃、膀胱、输尿管、神门、肾上腺、内分泌、皮质下、脑点、脾、枕配体穴双三阴交、双阴陵泉。

(2) 按摩要领：用牙签圆头或小棒强压耳穴而不揉，体穴用指或棒强压而不揉，重点耳穴肾、膀胱、皮质下、脾，压 6～10 分钟，一般穴压 3～5 分钟。体穴压 10～15 分钟，或不限压穴时间与疗程。愈后保健。

(3) 在两臂两腿后侧压痛取四个“高升点”，每点指压 20 到 30 分钟。

2007 年 6 月 10 日

简易治疗计划生育手术后遗症

(1) 取穴要领：取双侧耳穴子宫、卵巢、神门、肾上腺、内分泌、皮质下、枕配双女福、双三阴交。

(2) 按摩要领：用牙签圆头或小棒强压耳穴而不揉，体穴用指或棒强压而不揉，重点耳穴子宫、卵巢、内分泌、皮质下，压 6～10 分钟，一般穴压 3～5 分钟。体穴压 10～15 分钟，或不限压穴时间与疗程。愈后保健。

(3) 可考虑配捏脊，从下向上捏，每天捏 2 次，每次捏 5 遍。三阴交通治妇科诸病，可用为保健穴位。

2007 年 6 月 11 日

治疗子宫内膜异位症

(1) 取穴要领：取双侧耳穴子宫、脑点、肾、肺、脾、神门、肾上腺、内分泌、肝、皮质下、枕。体穴双女福、双三阴交。

(2) 按摩要领：用牙签圆头或小棒强压耳穴而不揉，用指或棒强压体穴而不揉，重点耳穴子宫、肾、肺、脾、皮质下压 6～10 分钟，一般穴压 3～5 分钟。体穴压 10～15 分钟，或不限压穴时间与疗程。愈后保健。

(3) 人体大×形：可在两腿、两臂后下侧取四个高“高升点”指压。不限压穴时间，以时间较长、痛感强为有效。

2007 年 6 月 12 日

简易治疗慢性阑尾炎

(1) 取穴要领：取双侧耳穴阑尾、大肠、小肠、神门、肾上腺、内分泌、皮质下、枕。体穴双阑尾（足三里穴下压痛取点）。

(2) 按摩要领：耳穴用牙签圆头或小棒强压而不揉，体穴用指或棒强压而不揉，重点耳穴阑尾、小肠、皮质下压 6～10 分钟，一般穴压 3～5 分钟。体穴压 10～15 分钟，或不限压穴时间与疗程。愈后保健。

（3）急性阑尾炎应急送医院手术治疗，不可延误，但在交通闭塞、偏僻地区，亦可用本法缓解症状后，再送医院治疗。

2007年6月13日

简易治疗严重的胸外伤（未骨折）

（1）取穴要领：取双侧耳穴胸、交感、神门、肾上腺、内分泌、皮质下、枕。按×形法，左胸伤取右脚，右胸伤取左脚，在三、四趾后寸许压痛取“胸背点”。

（2）按摩要领：用牙签圆头或小棒强压耳穴而不揉，用指或棒强压足穴而不揉，重点耳穴胸、皮质下、内分泌压6～10分钟。脚穴压10～15分钟，或不限压穴时间与疗程。愈后保健。

（3）以两周到20天为1疗程，可压2～3个疗程。

2007年6月14日

简易贴藏法治疗脑炎后遗症行走不便

（1）取穴要领：取双侧耳穴皮质下、枕、脑干、肾、腰椎、髋关节。配双女福穴与手上女福相应点。

（2）按摩要领：每穴埋菜籽一粒，以胶布固定，而后，每天捏1～2次（无需揉动，免损菜籽）每周换菜籽一次，四周为1疗程，用2～3个疗程。

亦可用牙签圆头或小棒压穴法，取穴同贴藏法。重点耳穴皮质下、枕、脑干压6～10分钟，一般穴压3～5分钟。体穴压10～15分钟，或不限压穴时间与疗程。愈后保健。

2007年6月15日

简易贴藏法治先天性癫痫

(1) 取穴要领：取双侧耳穴神门、肾、肝、胃、心、皮质下、脑干、枕。

(2) 按摩要领：每穴埋菜籽一粒，用胶布固定，每天捏而不揉1～2次，每周换菜籽一次，以两周为1疗程，可治2～3个疗程。亦可用牙签圆头压耳穴，不用埋籽，强压而不揉，重点耳穴心、皮质下、脑干，压6～10分钟，一般穴压3～5分钟，疗程同前。

(3) 为巩固疗效，可配自下而上捏脊，每天捏1～2次，每次捏5遍。指压双合谷配双太冲，每穴压10～15分钟，疗程同前。

2007年6月16日

用小儿推拿治小儿哮喘

(1) 取穴要领：补脾土200次，清肝木、心火各100次，清肺金300次，补肾水200次，揉外劳宫100次，分推肩胛骨50次，以上为1岁以下小儿剂量，2岁以上可加50%至100%。

（2）按摩要领：心火、肝木宜清不宜补，肾水宜补不宜清，如小儿体质弱，肺金可适当加补，如清肺金 300 次，补肺金 150 次，分推肩胛骨，两岁小儿可增到 100 次。

（3）可配捏脊，自下向上捏，每天捏 1～2 次，每次捏 5 遍，坚持下去，必有妙用，以 1 个月为 1 疗程，可治 2～3 个疗程。

2007 年 6 月 17 日

简易治疗肺源性心脏病

（1）取穴要领：取双侧耳穴肺、气管、心、交感、神门、肾上腺、内分泌、皮质下、枕、脾。配双手哮喘点与自下而上的捏背。

（2）按摩要领：用牙签圆头或小棒强压耳穴而不揉，哮喘点可用指或棒强压而不揉，重点耳穴肺、心、皮质下、交感压 6～10 分钟，一般穴压 3～5 分钟。哮喘点压 10～15 分钟，或不限时间与疗程。

（3）本病十分顽固，需长期坚持按摩，方有治愈之希望。

2007 年 6 月 18 日

X 形平衡法治疗低血糖

（1）取穴要领：取双侧耳穴心、肾、肝、脾、神门、肾上腺、内分泌、皮质下、枕。体穴双手三里配双足三里。

（2）按摩要领：用牙签圆头或小棒强压耳穴而不揉，体穴用指或棒强压而不揉，重点耳穴心、肾、肝、脾、皮质下压穴到10分钟，一般穴压3～5分钟。体穴压10～15分钟，或不限时间与疗程。

(3) 本病是顽固慢性病，为巩固疗效，可配捏脊，自下而上捏，每天捏1～2次，每次捏5遍，坚持下去，必有良效。

2007年6月19日

×形法治疗嗓子小疖

(1) 此病常发生于演员，会造成失业的终生遗憾，坚持用本法有效。

(2) 取穴要领：取双侧耳穴咽喉、肺、神门、交感、肾上腺、内分泌、皮质下、枕。

(3) 按摩要领：用牙签圆头或小棒强压耳穴而不揉，重点穴咽喉、神门、内分泌、皮质下压6～10分钟，一般穴压3～5分钟，以1个月为1疗程，可压2～3个疗程。

(4) 严禁烟酒，不吃辛辣、油炸、燥性食物，注意休息，保持平常心。

2007年6月20日

治疗长期顽固失眠

(1) 取穴要领：取双侧耳穴心、肾、肝、神门、胃、皮质下、枕。体穴双合谷配双太冲，另配自下而上的捏脊。

(2) 按摩要领：用牙签圆头或小棒强压耳穴而不揉，用指或棒强压体穴而不揉，重点耳穴心、肾、肝压6～10分钟，一般穴压3～5分钟。体穴压 10～15 分钟，或不限时间与疗程。

(3) 本病十分顽固，痊愈后，要长期保健按摩，如若反复，则比较难治，心病还需心药医，切记不可背思想包袱。

2007 年 6 月 21 日

急救垂危心脏病患者

(1) 本法不到特危情况，不可轻用，是“死马当成活马医”，切记！

(2) 取穴要领：取双侧耳穴心、交感、小肠、神门、肾上腺、内分泌、皮质下、枕。配体穴双郄门。

(3) 按摩要领：用牙签圆头或小棒强压耳穴而不揉，指或棒强压郄门而不揉，重点耳穴心、交感、皮质下、肾上腺压 6～10 分钟，一般穴压 3～5 分钟。体穴压 10～15 分钟。

(4) 此法系交通闭塞、偏僻地区急救之用，一般均应急送医院抢救，不可延误。

2007 年 6 月 22 日

耳穴配手穴治疗冠心病

(1) 取穴要领：取双侧耳穴心、小肠、肝、脾、神门、交感、肾上腺、内分泌、皮质下、枕。配双侧手穴心点、小肠点、肝点、脾点、神门、头顶点、后头点。

(2) 按摩要领：取牙签圆头或小棒，强压耳穴与指穴而不揉，重点耳穴心、小肠、皮质下压6～10分钟，一般穴压3～5分钟，或不限压穴时间与疗程。

(3) 可配捏脊，一般可从下向上捏，高血压则需从上向下捏。

本病顽固，长期坚持，方有良效。

2007年6月23日

治疗胃溃疡必须戒酒

(1) 我用本方自1978年治好胃溃疡而戒酒之后，至今未发过。

(2) 取穴要领：取双侧耳穴胃、脾、交感、肾上腺、内分泌、皮质下、枕。体穴取双胃肠点配双足三里。

(3) 按摩要领：用牙签圆头或小棒强压耳穴而不揉，重点耳穴胃、脾、皮质下压6～10分钟，一般穴压3～5分钟，或不限压穴时间。体穴压10～15分钟。

(4) 此病顽固，愈后注意保健按摩。

2007年6月24日

治疗面神经麻痹取穴

(1) 取穴要领：取双侧耳穴面颊、上颌、下颌、口、眼、神门、皮质下、肾上腺、内分泌、枕。

(2) 按摩要领：取牙签圆头或小棒强压耳穴而不揉，重点穴面颊、上下颌、皮质下压6～10分钟，一般穴压3～5分钟，或不限压穴时间，愈后保健。

(3) 本病顽固，以1个月为1疗程，可治2～3个疗程。亦可采取左病取右，右病取左法，在脚背相应部位压痛取“高升点”指压治疗。

2007年6月25日

治疗胃膜脱出症取穴

(1) 本病急症送医院抢救，本法适用于慢性病。

(2) 取穴要领：取双侧耳穴胃、肺、脾、神门、肾上腺、内分泌、交感、皮质下、枕。

(3) 按摩要领：用牙签圆头或小棒强压耳穴而不揉，重点穴胃、肺、脾、皮质下压6～10分钟，一般穴压3～5分钟，或不限压穴时间。

(4) 本病亦为顽固症，以1个月为1疗程，可压3～5个疗程，可配自下而上的捏脊。愈后保健。

2007年6月26日

治疗风湿性心脏病

(1) 本病顽固，坚持就是胜利。

(2) 取穴要领：取双侧耳穴心、交感、神门、肾上腺、内分泌、皮质下、枕、肝、脾。

(3) 按摩要领：用牙签圆头或小棒强压耳穴而不揉，重点穴心、皮质下、肝、脾压6～10分钟，一般穴压3～5分钟，或不限压穴时间。

(4) 以1个月为1疗程，可压3～5个疗程，可配自下而上的捏脊。

2007年6月27日

治愈胆囊炎后，要预防因肥胖而中风

(1) 有转业战士用本方治好慢性胆囊炎后，因渐肥胖3年后中风而逝，记此，引以为戒。

(2) 胆囊炎取穴要领：取双侧耳穴胰胆、肝、神门、肾上腺、内分泌、皮质下、枕。可配自下而上的捏脊。

(3) 按摩要领：用牙签圆头或小棒强压耳穴而不揉，重点穴胰胆、皮质下压6～10分钟，一般穴压3～5分钟，或不限压穴时间。

(4) 本病亦为顽固症，以1个月为1疗程，可压2～3个疗程。愈后，保健而防肥胖。

2007年6月28日

治疗血吸虫后遗症肝肿大

(1) 取穴要领：取双侧耳穴肝、交感、神门、肾上腺、内分泌、皮质下、枕。可配自下而上的捏脊。

(2) 按摩要领：用牙签圆头或小棒强压耳穴而不揉，重点穴肝、皮质下、内分泌压6～10分钟，一般穴压3～5分钟。愈后保健。

（3）本为某同事镇肝痛而用，殊不知痛止，其肝肿大亦消失。事虽偶然，却有治愈血吸虫后遗症之妙用。故记于此，供人们参考选用。

2007年6月29日

耳压治疗胬肉攀睛

（1）取穴要领：取双侧耳穴眼、肝、脾、神门、肾上腺、内分泌、皮质下、枕。

（2）按摩要领：用牙签圆头或小棒强压耳穴而不揉，重点穴眼、皮质下、脾压6～10分钟，一般穴压3～5分钟，以1个月为1疗程，可压2～3个疗程。愈后保健。

（3）某女同事，用一个月治愈胬肉攀睛之后，安全度过10年，后因感到视力减退而求治，殊不知并非眼病，而是高血压所引起病象，终因麻痹大意，脑血管意外而猝死。记此，引以为戒。

2007年6月30日

耳压治疗骨头与鱼刺卡喉

（1）取穴要领：取双侧耳穴咽喉、神门、肾上腺、内分泌、皮质下、枕。

（2）按摩要领：用牙签圆头或小棒强压而不揉，重点穴咽喉、皮质下压6～10分钟，其他穴压3～5分钟。愈后保健。

（3）咽喉为人体之要害，要特别注意保护，严重症状者，应送医院急救，但在抢救人员未到之前，可用本法缓解症状，总之，切不可粗心大意，而延误治疗时机。

施用本法，如能及时彻底解决问题，当然更好。

2007年7月1日

耳压治疗一氧化碳中毒

（1）本症重者，应立即送医院抢救，不可延误，本法只适用轻微患者，作为家庭救护之用。

（2）取穴要领：取双侧耳穴心、肾、神门、皮质下、胃、枕、脑干。

（3）按摩要领：用牙签圆头或小棒强压而不揉，重点穴心、肾、皮质下压6～10分钟，一般穴压3～5分钟。愈后保健。

（4）我曾用此法救护妻女，实为不得已而为之。家庭冬季取暖，一定要预防一氧化碳中毒，预防才是上策，切不可粗心大意。

2007年7月2日

治疗丝虫病一例

（1）邻居老妇丝虫腿疾严重发作，我并不悉其症，试为其镇痛消炎，20天而病愈，不再发作，看来发作期治病，可收事半功倍之效。特记为参考。

（2）取穴要领：取双侧耳穴髋关节、膝关节、神门、肾上腺、内分泌、皮质下、枕。

（3）按摩要领：用牙签圆头或小棒强压而不揉，重点穴髋关节、膝关节、内分泌压 6～10 分钟，一般穴压 3～5 分钟。愈后保健。

（4）丝虫病腿，顽固难治，发作期治，自有妙用。在通常情况下治，只有长期坚持，才可能奏效。

2007 年 7 月 3 日

治疗腰椎间盘突出手术后遗症

手术后发病难于未动手术之前。

（1）取穴要领：取双侧耳穴腰椎、肾、神门、肾上腺、内分泌、皮质下、枕。配双臂双腿×形四点与双女福穴。自下而上捏脊。

（2）按摩要领：用牙签圆头或小棒强压耳穴而不揉，体穴用指或棒强压而不揉，重点耳穴腰椎、肾、皮质下压 6～10 分钟，一般穴压 3～5 分钟，或不限压穴时间。体穴压 10 分钟。以 20 天为 1 疗程，可压 2～3 个疗程，不可再使其反复，反复就更难治愈了！切记！

（3）用本法治愈一位女性，未曾有反复现象。

2007年7月4日

治疗胃癌手术后遗症

一位老干部胃癌手术，胃被切除三分之二，需站立饮食，背不能落床，食量甚小，痛苦不堪，用本法后，症状消失，可外出旅游。

(1) 取穴要领：取双侧耳穴胃、神门、肾上腺、内分泌、皮质下、枕、脾。配双足三、四趾后的胸背点。

(2) 按摩要领：用牙签圆头或小棒强压耳穴而不揉，指压足穴胸背点，重点耳穴胃、皮质下、脾压6～10分钟，一般穴压3～5分钟。足穴压10～15分钟。可配自下而上的捏脊，以20天为1疗程，可压两个疗程。

(3) 此例给天下癌症手术后遗症患者带来福音，不妨依例一试，只需改动相应内脏与脚穴即可。

2007年7月5日

治八旬老妇截瘫两月

有某中学女教师年过八旬因外伤而截瘫两个月，施用本法，一次而愈，一则判断准确，二则发病治疗事半功倍。

(1) 取穴要领：取双侧耳穴腰椎、肾、神门、肾上腺、内分泌、皮质下、枕。双臂双腿×形四点，配双女福穴。

(2) 按摩要领：用牙签圆头或小棒强压耳穴而不揉，体穴用指压。重点耳穴腰椎、肾、皮质下压6～10分钟，一般穴压3～5分钟。体穴压10～15分钟。亦可配自下而上的捏脊。

(3) 愈后，可做保健按摩，取穴同上。

2007 年 7 月 6 日

迅速治愈腰椎间盘突出症

本症本是顽固症，但在两种情况下，可以速愈，一是处于严重发作期；二是找准相应“高升点”，将按摩份量尽可能加重，方有速效。

(1) 取穴要领：取双侧耳穴腰椎、肾、神门、肾上腺、内分泌、皮质下、枕。双臂双腿取×形四点。

(2) 按摩要领：用牙签圆头或小棒强压耳穴而不揉，重点耳穴腰椎、肾、皮质下压 6～10 分钟，一般穴压 3～5 分钟，体穴压 10～15 分钟。愈后保健。

(3) 可配自下而上的捏脊。

有两例：一位只按摩一次，另一位两次，均痊愈而不复发。

2007 年 7 月 7 日

女福穴对女性肾虚性瘫痪的决定性作用

岳母生育七胎，在年近八旬突发下肢瘫痪，女福穴大有作为。

(1) 取穴要领：取双侧耳穴腰椎、肾、髋关节、皮质下、神门、肾上腺、内分泌、枕。取双臂双腿×形四点，配双女福穴。

(2) 按摩要领：用牙签圆头或小棒强压耳穴而不揉，重点穴腰椎、肾、皮质下压 6～10 分钟，一般穴压 3～5 分钟。×形高升点压 10 分钟，女福穴压 20 分钟。

以女福穴治瘫神奇，其作用特大，故一周内病愈。

2007年7月8日

治疗踝骨骨折后遗症6年顽疾

我有亲戚50余岁，其踝骨骨折后遗症长达6年之久，行走与受力则红肿，痛苦不堪，我为其治疗20余日，终得痊愈，皆大欢喜。

(1) 取穴要领：取双侧耳穴髁关节、肾、神门、肾上腺、内分泌、皮质下、枕。健侧手穴大鱼际下端“高升点”。

(2) 按摩要领：用牙签圆头或小棒强压耳穴而不揉，手穴用指或棒强压而不揉，重点耳穴踝关节、肾、皮质下压6～10分钟，一般穴压3～5分钟。手穴“高升点”压15分钟。

注意自我保健按摩，指压健侧手穴大鱼际下“高升点”即可。

2007年7月9日

治疗七旬老妇踝骨骨裂

我有亲戚七旬老妇踝骨骨裂，我每天上门为其按摩20天，终得痊愈，除处方对路之外，亲自上门，使其能得到休息，也是有利因素。

(1) 取穴要领：取双侧耳穴踝关节、神门、肾上腺、内分泌、皮质下、枕、肾。配健侧手穴大鱼际下端“高升点”。

(2) 按摩要领：取牙签圆头或小棒强压耳穴而不揉，重点穴踝关节、肾、皮质下压6～10分钟，一般穴压3～5分钟。×形“高升点”，压15分钟。

(3) 愈后，做保健按摩，常压健侧手穴大鱼际下“高升点”。

(4) 此例证明人体大×形法之威力，老人骨裂亦可治好，实不多见。

通治妇女月经病妙方

此方为我在退居二线之后，为女同事治月经病所创，屡试皆灵，故记于此愿为天下女性造福。

(1) 取穴要领：取双侧耳穴子宫、卵巢、肾、神门、肾上腺、内分泌、皮质下、枕。配体穴双三阴交、双女福穴。

(2) 按摩要领：用牙签圆头或小棒强压耳穴而不揉，重点穴子宫、卵巢、皮质下、内分泌压6～10分钟，一般穴压3～5分钟。体穴压10～15分钟。

(3) 可配捏脊，自下而上捏，每天捏1～2次，每次捏5遍。以1个月为1疗程，可压两个疗程。

2007年7月11日

为中、青年女性治肺结核要治其妇科病与慢支病

有女肺结核，用西药治疗虽有效果，但难根治，知其月经量多且有慢支病，故为其解决两大难题，终使肺结核彻底治好。

(1) 取穴要领：月经病先治，取双侧耳穴子宫、卵巢、肾、神门、肾上腺、内分泌、皮质下、枕。慢支病后治，取双侧耳穴肺、气管、神门、肾上腺、内分泌、平喘、皮质下、枕。月经病配体穴双三阴交，双女福穴，慢支病配双手肺点、咳喘点、气管点、哮喘点。

(2) 按摩要领：用牙签圆头或小棒强压耳穴而不揉，体穴用指或棒强

压而不揉，重点耳穴子宫、卵巢、皮质下、肺、气管压 6～10 分钟，一般穴压 3～5 分钟。体穴压 10～15 分钟，以 1 个月为 1 疗程。可各压两个疗程，配捏脊。

2007 年 7 月 12 日

化学药物中毒之按摩解救

某中学女化学教师，试验中不幸药物中毒，四肢内侧大量皮下出血，高热三十九点五度，我判断准确，按摩两周治愈。

(1) 取穴要领：取双耳心、肺、皮质下、神门、肾上腺、内分泌、枕、脾、肝。配体穴双合谷、双外关、双曲池、双承山、双冲阳。

(2) 按摩要领：用牙签圆头或小棒强压耳穴而不揉，体穴用指或棒强压而不揉，重点耳穴心、肺、皮质下、脾、肝压 6～10 分钟，一般穴压 3～5 分钟。体穴每穴压 10 分钟。一周内热度退清，两周内皮下出血被吸收而痊愈，效果十分理想。

某医院曾误诊为红斑狼疮，要其住院治疗，几乎送其性命，记此以为戒。

2007 年 7 月 13 日

胃肠系统全垮的保命按摩

儿子从外地调回，给我带来此生最大的难题，患有胃窦炎、胃下垂、结肠炎等病，即胃肠系统全垮，我为其长期保命按摩，基本治愈其诸病。

(1) 取穴要领：取双侧耳穴胃、肝、脾、大肠、小肠、食道、神门、肾上腺、内分泌、皮质下、枕。体穴双手三里、双足三里，配自下而上的捏脊。

(2) 按摩要领：用牙签圆头或小棒强压耳穴而不揉，体穴用指或棒强压而不揉，重点耳穴胃、大肠、小肠、脾、皮质下压 6～10 分钟，一般穴压 3～5 分钟。体穴压 10～15 分钟。

由于能够常年长期坚持，故能奏效，实为家中大大的喜事，中医学是无价之宝，得到充分的证明。

2007 年 7 月 14 日

为早产女婴的保健按摩

孙女七月而产，体重不足两公斤，吃奶便吐，难以成活，施以小儿保健按摩两月，得以健康发育，此方应对先天不足的小儿，有普遍推广价值。

(1) 取穴要领：捏脊，从下向上捏，每天捏一次，一次捏 5 遍。补脾土 200 次，清肝木、心火各 100 次，补肺金 200 次，补肾水 200 次，揉板门 150 次，推上三关 150 次，以 1 个月为 1 疗程，可按摩两个疗程。

(2) 按摩要领：此为 1 岁以下小儿之剂量，2 岁小儿剂量可加一倍，捏脊不变。

小儿只按摩一只左手，手指内药含量丰富无比，实为最宝贵之财富，如不加以充分利用，实在太可惜了！请君务必重视。

为儿媳治乳腺增生及教训

因孙女早产不吸奶，造成儿媳乳腺炎及乳腺增生病变，为其按摩基本治愈。

(1) 取穴要领：取双侧耳穴乳腺、胸、神门、肾上腺、内分泌、皮质下、枕。配体穴双足三里、双手三里附近的“高升点”。

(2) 按摩要领：用牙签圆头或小棒强压耳穴而不揉，体穴用指或棒强压而不揉，重点耳穴乳腺、内分泌、皮质下压6～10分钟，一般穴压3～5分钟。体穴压10～15分钟。

(3) 本病要引起高度重视，尤其乳腺增生，其肿块如不能消失，便要手术切除。我妻年轻即有此病，未能及时切除，50岁后癌变而逝，是大教训。儿媳乳炎消失之后，便立即手术割除肿块，永除后患。

2007年7月16日

一次治愈孙女鼻衄的经验

孙女流鼻血，与儿子遗传有关，儿子幼年流鼻血吃尽苦头，方得痊愈。不料孙女幼年亦有此病，幸在严重发作之时，带来我处按摩，只治一次而痊愈，从此不再复发。

(1) 取穴要领：取双侧耳穴内鼻、额、神门、肾上腺、内分泌、皮质下、枕。

（2）按摩要领：用牙签圆头或小棒强压耳穴而不揉，重点穴内鼻、额、皮质下压4～10分钟，一般穴压3～5分钟。

（3）此例对我很有启发，有些病是会遗传的，属于先天性疾病，这是应该理解的，而且治起来很麻烦，但在严重发作时治疗，便由慢性病转化为急性病，治疗可收事半功倍之效。不仅流鼻血，其他一些慢性病亦是如此，故可总结为一条宝贵的经验。

2007年7月17日

登门治疗严重腰椎病一例

严重的腰椎间盘突出患者，最需卧床休息，加以治疗。我老友之妻登我门而求治此病，因来回奔波，其效欠佳，我决定亲自登门为其治疗，奋战40天，终于彻底治愈此病，故以此例忠告腰椎病患者，休息实乃治病之重要条件，切不可大意。

（1）取穴要领：取双侧耳穴腰椎、肾、神门、肾上腺、内分泌、皮质下、枕。配双臂、双腿后中侧四个“高升点”，双女福穴。

（2）按摩要领：用牙签圆头或小棒强压耳穴而不揉，体穴用指或棒强压而不揉，重点耳穴腰椎、肾、皮质下压5～10分钟，一般穴压3～5分钟。体穴压10～15分钟。配自下而上的捏脊，每天捏1～2次，每次捏5遍。

2007年7月18日

三天退清一周无名高热

某医院护士长一周无名高热40度以上而不退，本不宜插手，因与其有亲戚关系，故上门三日按摩而退清其热。

(1) 取穴要领：取双侧耳穴肺、皮质下、神门、肾上腺、内分泌、枕。配体穴双合谷、双曲池、双外关、双承山、双冲阳。

(2) 按摩要领：用牙签圆头或小棒强压耳穴而不揉，用指或棒强压体穴而不揉，重点耳穴肺、皮质下压6～10分钟，一般穴压3～5分钟。体穴每穴压8～10分钟。

(3) 如能加配手穴：肺点、头顶点、心点、肾点、肝点、脾点、大肠点、小肠点、前头点、偏头点、后头点，其高热可以一次退清，其效神速。

2007年7月19日

为红斑狼疮退长期低烧

某局长妻子红斑狼疮长期低烧38度，我为其按摩20天，从此不再低烧。此是好例，既能退烧，自然有利于治好此顽症，惜未能坚持下去，特记之以为训。

(1) 取穴要领：取双耳肺、皮质下、大肠、神门、肾上腺、内分泌、枕。配体穴双曲池、双合谷、双外关。

(2) 按摩要领：用牙签圆头或小棒强压耳穴而不揉，体穴用指或棒强压而不揉，重点耳穴肺、皮质下压6～10分钟，一般穴压3～5分钟。体穴压 8～10 分钟。

(3) 肺主皮毛，故肺与大肠不仅有治皮肤病作用，亦是退热之要穴，要重视加以充分利用。

2007 年 7 月 20 日

既治好颈椎病又治好颤抖症

我岳母八旬之后，有头部严重颤抖病，类似帕金森症早期，无法治愈。在其颈椎病严重发作卧床不起之际，我以治颈椎方为其按摩一月，颈椎病既愈，亦不复颤抖，可谓一举两得，是我为岳母最后一次医疗服务，记此以为鉴。说明颈椎对治帕金森症关系重大，不可忽视。

(1) 取穴要领：取双耳颈椎、颈、肩、肾、神门、肾上腺、内分泌、皮质下、枕。配双足背肩臂点（四、五趾后）、胸背点（三、四趾后）、昆仑、太溪。

(2) 按摩要领：用牙签圆头或小棒强压耳穴而不揉，体穴用指或棒强压而不揉，重点耳穴颈椎、肾、皮质下压 6～10 分钟，其他穴压 3～5 分钟。体穴压 8～10 五分钟。

2007 年 7 月 21 日

为女儿与外孙女治急性菌痢

女儿与外孙女同患急性菌痢，为其按摩治疗一周而愈，菌痢“高升点”在耳穴是上颌、下颌，其效如神，迄今仍未引起有关方面的重视，惜哉！故记此例，以为镜。

(1) 取穴要领：取双侧耳穴小肠、大肠、上颌、下颌、神门、肾上腺、内分泌、皮质下、枕。

(2) 按摩要领：用牙签圆头或小棒强压耳穴而不揉，重点穴小肠、大肠、上颌、下颌压6～10分钟，一般穴压3～5分钟。本法治菌痢特灵，无需配其他穴位，治愈之后，适当重视保健。

推广此法，将为菌痢患者造福。

2007年7月22日

痢疾愈后易生胃肠功能紊乱症

女儿菌痢治愈之后，又产生胃肠功能紊乱症状，痢疾对消化系统的毁坏不容忽视，为其治疗两月而愈。

(1) 取穴要领：取双侧耳穴胃、小肠、大肠、脾、肝、心、神门、交感、肾上腺、内分泌、皮质下、枕。双侧手穴胃肠点、小肠点、大肠点、脾点、肝点、心点、前头点、头顶点、偏头点、后头点。体穴双足三里、双手三里，配自下而上的捏脊。

(2) 按摩要领：用牙签圆头或小棒强压耳穴而不揉，体穴用指或棒强压而不揉，重点耳穴胃、小肠、大肠、脾、皮质下压6～10分钟，一般穴压3～5分钟。体穴压8～10分钟。

耳穴配手穴，威力是无穷的。

2007 年 7 月 23 日

治好肠炎鼻红消失

此女患慢性肠炎 10 年，鼻如“红辣椒”，并非“酒糟鼻”，而是肠炎之病理反映，经按摩两月治好肠炎之后，鼻子便恢复正常颜色，鼻属脾土，发红是消化系统炎疾，记此为镜。

(1) 取穴要领：取双侧耳穴小肠、大肠、脾、神门、肾上腺、内分泌、皮质下、枕。双侧手穴小肠点、大肠点、脾点、前头点、头顶点、偏头点、后头点。体穴双足三里、双三阴交。

(2) 按摩要领：用牙签圆头或小棒强压耳穴与指穴而不揉，体穴用指或棒强压而不揉，重点穴小肠、大肠、脾压 6～10 分钟，一般穴压 3～5 分钟。体穴压 8～10 分钟。在病人能承受的前提下，要压出强烈痛感来。

2007 年 7 月 24 日

亲人病所以难治之奥秘

我有亲戚，其妻胃病史 5 年，我教其按摩方法，但初期疗效甚微，究其原因，因妻怕痛，而其夫又不忍重压，当然罔效，经纠偏之后，压两月而愈。

(1) 取穴要领：取双侧耳穴胃、脾、神门、肾上腺、内分泌、皮质下、枕。双侧手穴胃肠点、前头点、头顶点、脾点。配体穴双足三里。

(2) 按摩要领：用牙签圆头或小棒强压耳穴与指穴而不揉，在患者能够忍受的前提下，尽量压出痛感来，重点耳穴胃、脾、皮质下压 6～10 分钟，一般穴压 3～5 分钟。体穴压 8～10 分钟。

(3) 放下思想包袱，注意饮食调节，尽量不吃辛辣、油炸食物，尤其要禁酒。

2007 年 7 月 25 日

治疗两次腰椎顽疾不复发

某报总编辑驱车登门求治严重发作的腰椎间盘突出症，只治两次，此人顽症从此而愈，是此生治病最理想之效果。

(1) 取穴要领：取双侧耳穴腰痛点、肾、神门、肾上腺、内分泌、皮质下、枕。配双腿、双臂×形四点与双女福穴。

(2) 按摩要领：用牙签圆头或小棒强压耳穴而不揉，体穴用指强压而不揉，重点耳穴腰痛点、肾、皮质下压 4～8 分钟，一般穴压 2～4 分钟。体穴压 8～10 分钟。

(3) 为何此病治疗效果巩固：一是慢性病急性发作，发作期期治可收事半功倍之效；二是×形平衡法威力无穷；三是车来车去，又有人扶抱上楼，休息得好，有利痊愈。

此是特殊事例，顽症还是多治几次，以 20 天或一月为 1 疗程，治 2～3 个疗程为好，愈后，注意保健。

2007年7月26日

股骨骨折骨头坏死之教训

我为一位女同事治疗股骨骨折，按摩两月而愈，她立即去上班，辛劳之下，形成股骨坏死，再治难矣。有两点教训，一是骨折类，不宜如某医所说要多运动，而是要充分休息；二是×形疗法其效果是相对的，绝对神化大错，记此为训，以“不可麻痹，充分休息”八字，赠与该类病患者。

(1) 取穴要领：取双侧耳穴髋关节、股关、肾、神门、肾上腺、内分泌、皮质下、枕。×形法在健侧肩后取“高升点”。

(2) 按摩要领：用牙签圆头或小棒强压耳穴而不揉，体穴用指压而不揉，重点耳穴髋关节、肾、皮质下压4～8分钟，一般穴压2～4分钟。体穴压10～15分钟。

(3) 愈后，要特别注意保健与充分休息，不可逞强，切记！

2007年7月27日

快速治疗眼底出血

眼底出血，中西医为之棘手，我为女同事治眼底出血，用去20天，是以耳穴为主的，但蚌埠一女，并未用耳穴，只用手穴，她持续压穴8小时以上，使此顽症一天中压一次而愈，效果顽固，其效神奇，记此，以为镜。

(1) 取穴要领：取双侧耳穴眼、肾、肝、神门、肾上腺、内分泌、皮质下、枕。取双侧手穴眼、肾、肝、头顶点、后头点。

(2) 按摩要领：用牙签圆头或小棒强压耳穴而不揉，重点穴眼、肾、肝压4～8分钟，其他穴压2～4分钟。

(3) 亦可单用手穴，用牙签圆头或小棒强压而不揉，可持续压8小时以上，以收速效。且是安全而可靠的。

2007年7月28日

为某新婚女治急性胃炎

某新婚女患急性胃炎并高热不降，我登门为其医疗两次而愈。

(1) 取穴要领：取双侧耳穴胃、脾、神门、肾上腺、内分泌、交感、皮质下、枕。配体穴双合谷、双外关、双曲池、双承山、双冲阳。

(2) 按摩要领：用牙签圆头或小棒强压耳穴而不揉，体穴用指或棒强压而不揉。重点耳穴胃、脾、皮质下压4～6分钟，一般穴压2～4分钟。体穴压8～10分钟。

(3) 此事虽效果理想，但至今想来仍觉汗颜，幸而此女并未怀孕，如若怀孕，就有可能堕胎，危哉。应先诊其脉，确定其怀孕否，方可施治也。记此，引为终生之训。

2007年7月29日

两次治疗坐骨神经痛之教训

人体大×形治坐骨神经痛，即在健侧肩后取“高升点”是很有效的。但在此生中，有两次教训难忘：一次是在合肥遇萧姓老友，治两次无效，后来才知他患的是白血病；另一次是某局局长，连治20天无效，后来才知是骨癌晚期。

两次误诊使我意识到找准“低沉点”是治病胜利之源，不可轻视外部之痛症，其中有的不过是内病之“反映点”而已，只能是愈治愈糟，切记不可因此贻误治疗时机。

正确诊断疾病是非常深奥的学问，是我的弱项，记此，引以为终生教训。

2007年7月30日

外似肩周炎实为肺癌晚期

某报副总编，治了8个月的肩周炎，其结局是肺癌晚期。有三点教训：一是因其职务迟迟未下达文件，从而背思想包袱，实为病之根苗；二是未能及时正确诊断病情，贻误了宝贵的治疗时机；三是本人意志不够坚强，知是绝症，立即倒下，听任死神召唤。我曾为其治了两次，而不见效果，乃建议其去医院检查，方知是癌而为时太晚。

这是一个值得记取的严重教训，人必须时刻保持最宝贵的平常心，此为防病之盾，求生意志是人生宝贵的良药，绝处亦可逢生。再艰险也不可放弃希望，奇迹是你自己创造的，而且是一定可以创造的。

2007年7月31日

两个女儿产后康复的按摩

两个女儿在产女之后，我都为其进行了康复按摩治疗，其中二女儿是剖腹产，其效果均佳，很快康复。

(1) 取穴要领：取双侧耳穴子宫、肾、神门、肾上腺、内分泌、交感、皮质下、枕。配双女福穴。

(2) 按摩要领：用牙签圆头或小棒强压耳穴而不揉，重点穴是子宫、肾、皮质下压4～6分钟，一般穴压2～4分钟。在对方能忍受的前提下，压出强烈痛感来。

(3) 本法不仅可以适用生产康复，亦适用各种手术后康复，只需将穴位改成相应部位，再配神门、肾上腺、内分泌、皮质下、枕即可，大可为手术患者们造福。

2007年8月1日

儿子的宝贵发现

我写医稿，处处碰壁，实已灰心，但儿子在读报中发现《新安晚报》读者来信，有人用我介绍的火柴棒压耳穴法，治好了女儿的先天性心肌炎，并已入大学读书，不是儿子细心，我则粗心略过。这篇读者来信，使我与《新安晚报》结缘，他们先后刊登了我的200余篇稿件，使前无古人的“火柴棒医生”在安徽的地平线上出现。

就此，我想到“机遇”两字，那是不可以放过的。无此机遇就不会有

"人体药库三部曲"的写作，就不会有我的今天。

我不图名利好处，只想努力继续写作，但愿此生无怨无悔，奉献就是成功。

2007年8月2日

棒压耳穴是医学中"四两拨千斤"之妙术

安徽人民称我为"火柴棒医生"，乃因我用棒压耳穴与指穴为人们治病与保健。一根小棒压在耳穴上，无需用大力，就有理想的痛感，就可以使耳廓上的"高升点"下沉，而"低沉点"上升，从而迅速治好疾病。人的全身从局部到全体，从内到外，从下到上，从阴到阳，从体表到内脏，无不在一根小棒上得到迅速安全、简单、容易、长久的神效。故我将棒压耳、指穴称为"四两拨千斤"的医术第一压，摆在第一位、第一手、第一线、第一仗，是先锋之先锋，妙着中之妙着。我依靠它来保健、强身与治病，好好研究，永不放弃，不断向前。

2007年8月3日

治疗嘴巴自动怪症

有人嘴巴自动6年，形象可怕，睡眠时颔项落枕则止。

(1) 取穴要领：取双侧耳穴、口、皮质下、脑干、枕、心、肾、肝、神门。取双手头顶点、后头点、心点、肾点、肺点、肝点。体穴双合谷配双太冲。

(2) 按摩要领：用牙签圆头或小棒强压耳穴、指穴而不揉，重点耳穴口、皮质下、心压6～10分钟，其他穴压3～5分钟。

(3) 这是一个无反馈之病例，曾嘱其如效果不理想，可来找我，未见其来，但愿他已康复。

(4) 这是罕见之特殊病例，记此，以为人们参考与研究。

2007年8月4日

治疗工程师奇怪的眼病

有工程师患奇怪的眼病2年，每天发作两三次，有20余分钟，眼睛既不能睁开，也无法合拢，到全国各地检查与治疗，既查不出病因，也治不好，我以为这是面神经麻痹的局限性发作症，教其自疗两月而愈。

(1) 取穴要领：取双侧耳穴眼、肾、肝、肺、脾、皮质下、神门、枕。双侧手穴眼点、肾点、肝点、肺点、脾点、头顶点、后头点。

(2) 按摩要领：用牙签圆头或小棒强压耳穴与指穴，重点耳穴眼、肾、肝、皮质下压6～10分钟，其他穴压3～5分钟。以1个月为1疗程，可治2～3个疗程。

因其是疑难症，特记于此。

2007年8月5日

电话治疗车祸引起严重肩背痛

深夜接蚌埠某患者妻电话，其夫因车祸而引起的严重肩背痛，痛不欲生，而在医院中医生却无法为其镇痛，故深夜打扰我，紧急求援。教其取健脚上的肩臂点（在四、五趾基关节后寸许处）与胸背点（在三、四趾基关节后寸许处），压痛取此两点，每点强力指压10分钟，半小时后痛止，病人安然入睡，一次治愈。

这是我用电话指导数百里外的患者自病自医的好例子。证明×形平衡法调动神奇平衡力之奇妙。第二天接到患者报喜，实在是对我最好的回报。

2007年8月6日

通信治愈10年不孕症

阜南某女婚后10年不孕，我写信授其通治妇科病方，按摩两月而孕，喜得一子，此为通信治病的好例，将为世间不孕妇女患者带去福音。

(1) 取穴要领：取双侧耳穴子宫、卵巢、肾、神门、肾上腺、内分泌、皮质下、枕。配体穴双三阴交、双女福穴与捏脊（自下而上）。

(2) 按摩要领：用牙签圆头或小棒强压耳穴而不揉，重点穴子宫、卵巢、皮质下压6～10分钟，其他穴压3～5分钟。体穴压8～10分钟。

(3) 贵在坚持，要保持平常心，定能取得良效。

2007年8月7日

治疗睡下便发作的心脏怪病

有女游峨眉山而得心脏怪病，睡倒便发作心动过速，十分不适，因不知病因，便采用我治心肌炎方，取双侧耳穴：心、小肠、交感、神门、肾上腺、内分泌、皮质下、枕等穴，连续按压五个月而无效果，减去神门、内分泌、肾上腺三穴，再压3个月而奏效，来电与我联系，我嘱其继续坚持压下去，加配手穴心、小肠、头顶点、后头点。

怪病并非心肌炎，故宜去其消炎穴，才真正发挥治病作用，可见取穴必须准确，抓住重点与关键，力求少而精，这是值得记取的好经验，记此，以示不忘。

可试捏脊，如无高血压，可自下而上捏。

2007年8月8日

8年顽固面神经麻痹得痊愈

某供销社五十余岁女性，得面神经麻痹8年，医谓终生如此，无可救药，我亲自上门为其按摩40天，终得痊愈。全家十分快慰。

(1) 取穴要领：取双侧耳穴面颊、上颌、下颌、口、神门、皮质下、肝、枕。配健侧脚背压痛取“高升点”(在三、四趾基关节后)。

(2) 按摩要领：用牙签圆头或小棒强压耳穴而不揉，重点穴面颊、皮质下压6～10分钟，其他穴压3～5分钟。脚“高升点”用指或棒强压而不揉，压8～10分钟。

（3）这是我所治疗的最顽固也是为时最长的面神经麻痹症。记此，以为参考。

2007 年 8 月 9 日

产钳夹伤后脑行动障碍得到治愈

我市某女其女儿因生育时产钳夹伤后脑，以致行走迈不丌步了，一次只能挪动两寸远，经授方按摩，得到痊愈。

（1）取穴要领：取双侧耳穴枕、肾、脑干、皮质下、腰椎、髋关节、心、肝、脾、肺。双侧手穴后头点、肾点、头顶点、心点、肝点、脾点、肺点。

（2）按摩要领：用牙签圆头或小棒强压耳穴而不揉，指穴压同耳穴。重点耳穴皮质下、脑干、枕压 6～10 分钟，其他穴压 3～5 分钟。可配自下而上的捏脊，每天捏 1～2 次，每次捏 5 遍。

压耳穴治脑伤特效，长期坚持，必然胜利。

2007 年 8 月 10 日

祁门县农民自治小儿大脑发育不全

祁门县有一农民上门求治其妻半身不遂，传来喜讯，其村有农民的五岁子，因大脑发育不全，不能站立与行走，用我的×形法推拿两月，已恢复健康，行走如常儿，也正因此，他才登门为其妻求治。

此事使我十分高兴。我不知其取穴情况，且按×形原理取穴如下：

(1) 取穴要领：取双侧耳穴皮质下、脑干、枕、颈椎、肩、腰椎、髋关节、心、肾。配双脚女福穴与捏脊（自下向上捏）。

(2) 按摩要领：用牙签圆头或小棒强压耳穴而不揉，重点穴皮质下、脑干、枕压6～10分钟，其他穴压3～5分钟。

2007年8月11日

瘫痪20年得治愈

巢湖市有患者瘫痪长达20年，其妻用×形法按摩尤其是捏脊五个月，使其终于站起行走，曾来安庆市，我亦亲手为其按摩一周，行走更得改善，此为治瘫奇迹特记于此。

(1) 取穴要领：取双侧耳穴皮质下、脑干、枕、腰椎、髋关节、颈椎、肩、肾、心。配捏脊，髋与肩内侧压痛取四个“高升点”。

(2) 按摩要领：用牙签圆头或小棒强压耳穴而不揉，体穴用指或棒强压而不揉，重点耳穴皮质下、脑干、枕，四肢“高升点”压6～10分钟，其他穴压3～5分钟。认真坚持捏脊，不能间断，为成功之关键。

2007年8月12日

瘫痪12年少女终于站起来

有少女因4岁时手术麻醉事故，形成三肢瘫痪，只有左臂可动，坐轮椅到16岁，其外公在我处觅得按摩方，坚持按摩两月，使此女终于从轮椅上站起来，双手皆活动自如。

（1）取穴要领：取双侧耳穴皮质下、脑干、枕、腰椎、髋关节、颈椎、肩、肾、心。配体穴双女福穴。

（2）按摩要领：用牙签圆头或小棒强压耳穴而不揉，重点耳穴皮质下、脑干、枕，体穴双女福穴压6～10分钟，其他穴压3～5分钟。

（3）可配捏脊，自下向上捏，每天捏1～2次，每次捏5遍。

2007年8月13日

治子宫切除后严重精神忧郁症

有40余岁女性，来自北京，因切除子宫之后，而得严重精神忧郁症，在北京尚且不能得治，足见其难度，子宫阴中之阴，切除形成阴阳失调，阳盛而阴虚。

（1）取穴要领：取双侧耳穴心、肾、肝、神门、皮质下、胃、枕。体穴双合谷、双太冲，配自下而上的捏脊。

（2）按摩要领：用牙签圆头或小棒强压而不揉，重点穴心、肾、肝、合谷、太冲穴压6～10分钟，其他穴压3～5分钟。

此人按摩两月而病愈。以1个月为1疗程，可治3～5个疗程。

2007年8月14日

15年顽固颈椎病得愈

合肥有老妇15年顽固颈椎病，上门求治，我亲手为其做一次按摩，当场奏效。后来女患者用我按摩方，两月而愈。足见再顽固之颈椎病都是可以治好的。

(1) 取穴要领：取双侧耳穴颈椎、肾、神门、肾上腺、内分泌、皮质下、枕。配双脚肩臂点、胸背点、昆仑、太溪。

(2) 按摩要领：用牙签圆头或小棒强压耳穴而不揉，重点穴颈椎、肾、皮质下压 6～10 分钟，其他穴压 3～5 分钟。脚穴用指压 8～10 分钟。

(3) 以 1 个月为 1 疗程，可压 3～5 个疗程。此病顽固，疗程放长，以防反复，反复则难治。

2007 年 8 月 15 日

治顽固性失眠关键在肝

肝为心之母，又为肾之子，故治心肾不交的顽固性失眠，可以以肝为桥。合肥有女患者，其顽固失眠，跑遍全国而无效，经用我配用肝之按摩方，两个月而愈。

(1) 取穴要领：双耳心、肾、肝、胃、皮质下、神门、枕。双手心点、肾点、肝点、胃肠点、前头点、头顶点、偏头点、后头点。

(2) 按摩要领：用牙签圆头或小棒强压耳穴与指穴而不揉，重点穴心、肾、肝压 6～10 分钟，其他穴压 3～5 分钟。

(3) 配捏脊，从下向上捏，每天捏 1～2 次，每次捏 5 遍。

以 1 个月为 1 疗程，可治 3～5 个疗程。

为重症肌无力开按摩方

有母亲为其患重症肌无力之 18 岁爱女，走遍全国各地求方，后登我门求助，我为其开按摩处方，这是一个并无反馈病例，记此供人们参考。

(1) 取穴要领：取双侧耳穴胸、脾、心、肺、肝、肾、脑点、脑干、皮质下、枕。双侧手穴胸点、心点、肝点、脾点、肺点、肾点、前头点、头顶点、偏头点、后头点。配自下而上捏脊，每天捏 1～2 次，每次捏 5 遍。

(2) 按摩要领：用牙签圆头或小棒强压耳穴与指穴而不揉，重点穴脾、心、肺、肾、皮质下压 6～10 分钟，一般穴压 3～5 分钟。

此病顽固，但按摩贵在坚持，不可放弃，自有痊愈之希望。

2007 年 8 月 17 日

×形三对体穴治精神分裂症

淮南有女患者用×形取三对体穴治精神分裂症，常与我电话联络，很有效果。

(1) 取穴要领：双合谷配双太冲，双内关配双三阴交，双神门配双昆仑。另配捏脊，自下向上捏，每天捏 1～2 次，每次捏 5 遍。

(2) 按摩要领：用指或棒强压体穴而不揉，重点穴双合谷双太冲，压 10～15 分钟，其他穴压 8～10 分钟，要压出较强的痛感来。

本病顽固，以 1 个月为 1 疗程，要压 3～5 个疗程，力争彻底治好，不再复发。

2007年8月18日

主攻右瘫咀嚼吞咽困难

在浙江永康遇右瘫且咀嚼吞咽困难，且是近七旬之老妇，我亲手为其按摩四次而扭转局面，再由其夫代按摩，两月而得愈，由城回乡，安度晚年。

(1) 取穴要领：取双侧耳穴皮质下、脑干、枕、心、肾、肝、脾、肺、颈椎、肩、腰椎、髋关节、口、咽喉、食道。两肩、两髋内侧各取一个“高升点”。

(2) 按摩要领：用牙签圆头或小棒强压而不揉，重点穴皮质下、脑干、枕、口、咽喉压6～10分钟，其他穴压3～5分钟。四肢“高升点”压6～10分钟。

(3) 捏脊，从下向上捏，每天捏1～2次，每次捏5遍。

本病本有丧命之危，幸得转危为安，记此，供同样患者参考。

2007年8月19日

抓住关键方能自救

合肥某大学教授，在直肠癌手术之后，一身患多种病，心脏病、失眠、便秘，但他却抓住了心脏病这个关键。取穴少而精，取心、小肠、交感、皮质下、枕等穴位，耳穴配手穴，将压穴的时间放长，并每天压5～6

次，用两月时间，终于转危为安，逃脱死神魔掌。

其经验：(1) 如有多种病缠身，只能选威力最大的一种病去治；(2) 取穴宜少而精；(3) 压穴时间可以加长，遍数也无限制；(4) 对症取穴，坚持下去，就是胜利。(五) 你的确是自己最好的医生。

2007年8月20日

耳压可使植物人苏醒

湖南某女按×形法，为其植物人夫君压耳穴，终使其苏醒，此例令人鼓舞与兴奋。

(1) 取穴要领：取双耳皮质下、脑干、脑点、枕、颈椎、肩、髋关节、腰椎、心、肝、脾、肺、肾。双手头顶点、脑干、脑点、后头后、颈项点、肩点、腰腿点、心点、肝点、脾点、肺点、肾点。配自下而上的捏脊。

(2) 按摩要领：用牙签圆头或小棒强压耳穴与手穴而不揉，重点穴皮质下、脑干、枕、心、肾压6～10分钟，其他穴压3～5分钟。

以1个月为1疗程，可压4～5个疗程，或不限时间与疗程。

本病十分顽固，坚定信心，长期坚持压穴，定能取得胜利。

2007年8月21日

压穴时间与疗程不宜硬性定死

实践证明压穴时间与疗程，可以长些，长些的作用好，合肥有九旬老太，把压耳穴4分钟，误听为40分钟，误打误撞，她在两天之内，就治愈了耳鸣。蚌埠有六旬妇女，她用压手穴 8 小时，一天中就治愈了眼底出血顽症，又用同样方法，在一天中就治愈了严重的双膝关节炎，其疗效都是巩固的。

这两例说明：(1) 压穴时间与疗程不宜硬性定死；(2) 压穴时间长，作用最好，患者最宜延长压穴时，尽最大可能延长压穴时间；(3) 要有强烈痛感，痛感越强，作用越好。实验与实践是你最好的老师。

2007 年 8 月 22 日

灵璧县患者用耳压治好银屑病

灵璧有牛皮癣（即银屑病）患者来信求助，我寄去按摩方，她奋战两个月，终于治好此病，并来信向我报喜。

(1) 取穴要领：两耳相应部位（取严重处）、肺、大肠、神门、肾上腺、内分泌、皮质下、枕。配体穴双曲池、双曲泉。

(2) 按摩要领：用牙签圆头或小棒强压耳穴而不揉，体穴用指或棒强压而不揉。重点穴肺、大肠压 6～10 分钟，其他穴压 3～5 分钟。

(3) 本病顽固，以 1 个月为 1 疗程，可压 3～5 个疗程。

(4) 肺主皮毛，故肺为主穴，如效果不佳，可考虑配脾（土生金，脾为肺之母）、肾（金生水，肾为肺之子）。

10 岁儿童自治漏尿症

合肥有 10 岁儿童采用压耳穴法，自己用一个多月的时间治好了漏尿症。

(1) 取穴要领：取双耳膀胱、输尿管、睾丸、肾、肾上腺、内分泌、神门。

(2) 按摩要领：用牙签圆头或小棒强压耳穴而不揉，重点穴膀胱、输尿管、肾压 6～10 分钟，其他穴压 2～4 分钟。

此例说明：(1) 漏尿是为疑难病，但×形法可治；(2) 患者是 10 岁儿童，说明本法的通俗性、大众性、广泛性、安全性、速效长效性，可以推广；(3) 压耳穴是医术，是四两拨千斤的巧妙之术，决不可怕麻烦而弃之不学；(4) 要树立治病信心与勇气。坚持下去，必然胜利。

2007 年 8 月 24 日

×形体穴双少商配双隐白

少商肺经，隐白脾经，土生金，脾为肺之母，两者相配甚宜，效果良佳。可起清热、安眠、止咳喘、治消化不良、消喉肿、止鼻血等作用。

(1) 取穴要领：少商在手大拇指挠侧距指甲角 1 分许，隐白在足大趾距趾甲角 1 分钟。

(2) 按摩要领：用牙签圆头或小棒强压两穴而不揉，每穴压 8～10 分钟，或不限压穴时间。急性病不限疗程，慢性病以 1 个月为 1 疗程，可压 3～5 个疗程。

（3）两穴处于指（趾）端痛感强烈，在注意保护皮肤的前提之下，要压出较强的痛感，方能奏效。坚持下去，就是胜利。

2007年8月25日

×形体穴双鱼际配双太白

鱼际肺经，太白脾经，土生金，是为母子佳配。可以清热、止心痛、胸痛、止吐血、治酒病，此两穴实为治各种出血症之佳穴，亦可视为治心绞痛之要穴。

（1）取穴要领：鱼际穴在手第一掌骨侧中点赤白肉际处。太白穴在足内侧第一跖骨小头的后下方赤白肉际处。

（2）按摩要领：用指或棒强压而不揉，每穴压8～10分钟，或不限时间而适当延长压穴时间。慢性病以压1个月为1疗程，可压3～5个疗程。

（3）该两穴亦可适用于妇女乳腺病与胸部诸病。可试治乳痈。

2007年8月26日

×形体穴双太渊配双公孙可治呕吐失眠咳喘病

太渊肺经，公孙脾经，宜配合用，可治呕吐、失眠、寒热、咽干多饮、狂言、咳嗽、哮喘诸病。

(1) 取穴要领：太渊在掌侧腕横纹之桡侧凹陷处。公孙在足内侧第一跖骨基底之前下缘凹陷处，赤白肉际。

(2) 按摩要领：用指或棒强压两穴而不揉，以保护皮肤。尤其太渊处有动脉，更要小心保护。每穴压 8～10 分钟，亦可不限时间，尽量将压穴时间延长。慢性病 1 个月为 1 疗程，可压穴 3～5 个疗程。

因其治咽干多饮，可用来试治糖尿病。

2007 年 8 月 27 日

×形体穴双列缺配双商丘治疗泌尿、妇科及精神病

列缺肺经，商丘脾经，合治半身不遂、泌尿与妇科病、寒热病、精神病。

(1) 取穴要领：列缺在两手虎口交叉食指尖下所指筋骨凹陷下。商丘在内踝前下方凹陷下。

(2) 按摩要领：用指或棒强压而不揉。两穴四点各压 8～10 分钟，或适当延长压穴时间，慢性病以 1 个月为 1 疗程，可压 3～5 个疗程。

(3) 有人曾用双列缺穴治疗前列腺诸病变，作用好，每穴压 10～15 分钟，以 1 个月为 1 疗程，可压 3～5 个疗程。坚持下去，就是胜利。

×形体穴双间使配双三阴交治疗

间使心包经，三阴交脾经，两穴双配，可治心腹胀满、妇女月经不调、男女脾虚诸症。

(1) 取穴要领：间使在内关穴上一寸，两筋之间。三阴交在内踝上三寸，胫骨后缘。

(2) 按摩要领：用指或棒强压而不揉，每穴压 8～10 分钟，亦可不限时间，将压穴时间尽量延长。慢性病以 1 个月为 1 疗程，可压 3～5 个疗程。

(3) 三阴交通治妇科诸症，有如中药之当归，故为妇女保健治病要穴，可配间使，亦可单用，坚持下去，就是胜利。

2007年8月29日

×形体穴双尺泽配双阴陵泉治疗泌尿、喘咳、吐泻病

尺泽肺经，阴陵泉脾经，两穴双配，可治小便频数失禁、小便不利、寒热、胸热腹寒、咳嗽与喘逆不得卧、腰痛、腰脊强痛、呕吐与腹泻诸病。

（1）取穴要领：尺泽在肘横纹中央稍偏桡侧，大筋外侧。阴陵泉出膝，在胫骨内髁下缘凹陷下，与胫骨粗隆平齐。

（2）按摩要领：用指或棒强压穴位而不揉，每穴压 8～10 分钟，亦可适当延长压穴时间。慢性病以 1 个月为 1 疗程，可压 3～5 个疗程。

（3）本两穴可用来辅助治疗糖尿病，可配合其他穴用，如双涌泉配双内劳宫。

2007 年 8 月 30 日

×形体穴双少泽配双足窍阴治疗喉舌病、目病、臂病

少泽小肠经，足窍阴胆经，两穴双配，可治汗不出、喉痹舌强、口干心烦、咳嗽、臂痛肘不可举、目病目翳。

（1）取穴要领：少泽在手小指尺侧，甲角外一分许。足窍阴在足四趾外侧，甲角后一分许。

（2）按摩要领：用指或棒强压穴位而不揉，每穴压 8～10 分钟，亦可适当延长压穴时间。慢性病以 1 个月为 1 疗程，可压 3～5 个疗程。

（3）本两穴分属小肠经与胆经，故可考虑配用于治心脏病与糖尿病。压穴较痛，但坚持下去，就是胜利。

2007年8月31日

×形体穴双前谷配双侠溪治疗热病、耳聋耳鸣病

前谷小肠经，侠溪胆经，两穴双配，治疗热病汗不出、耳鸣耳聋、颊颔颈项肿。

(1) 取穴要领：前谷在手第五掌指关节前尺侧凹陷处。侠溪在足第四、五趾缝间，趾蹼缘之上。

(2) 按摩要领：前谷用牙签圆头或小棒强压穴位而不揉，侠溪用指或棒强压而不揉，每穴压8～10分钟，亦可适当延长压穴时间。慢性病以1个月为1疗程，可压3～5个疗程。并可配自下而上的捏脊，每天捏1～2次，每次捏五遍。

(3) 耳聋耳鸣是为顽症，可考虑用此两穴双取，作为主攻穴位。在退热方面，亦有妙用。

2007年9月1日

×形体穴双后溪配双足临泣治疗疮痂、目病、颈项病

后溪小肠经，足临泣胆经，两穴双取，可治疟寒热、疡瘘痂疥、目赤生翳及目眩、颈项强、枕骨合颅痛、胸闷气喘、月经不调。

（1）取穴要领：后溪在手第五掌骨小头后方掌横纹头，握拳取之。足临泣在足背第四、五跖骨结合部前方凹陷处。

（2）按摩要领：用指或棒强压穴位而不揉，每穴压 8～10 分钟，亦可适当延长压穴时间。以 1 个月为 1 疗程，顽固慢性病可压 3～5 个疗程。

（3）在治疗皮肤病及月经病、目病、发热等方面，本两穴可以作为主穴来用。

2007 年 9 月 2 日

×形体穴双腕骨配双丘墟治疗胸胁病、目病

腕骨小肠经，丘墟胆经，两穴双配，可治胸胁满痛、寒热疟、目翳目泪、颈颌肿、胸闷、疝气。

（1）取穴要领：腕骨在手背尺侧，第五掌骨与钩骨之间凹陷处。丘墟在足外踝前下方凹陷处。

（2）按摩要领：用指或棒强压穴位而不揉，每穴压 8～10 分钟，亦可适当延长压穴时间。慢性病以 1 个月为 1 疗程，可压 3～5 个疗程。

（3）本两穴在治疗疝气中，可试用为主穴，以 1 个月为 1 疗程，可压 3～5 个疗程。在目病及退热、消肿止痛方面也可发挥作用。

2007年9月3日

×形体穴双支沟配双悬钟治疗便秘、瘫痪等症

支沟三焦经，悬钟胆经，两穴双配，可治四肢不举与筋骨酸痛、虚劳寒损、呕吐与腹泻、喉痹与暴喑、便秘、大小便涩。

(1) 取穴要领：支沟在外关穴上一寸。悬钟在外踝尖上三寸，腓骨后缘。

(2) 按摩要领：用指或棒强压穴位而不揉，每穴压8～10分钟，亦可适当延长压穴时间。慢性病以1个月为1疗程，可压穴3～5个疗程。亦可配用自下而上的捏脊。

(3) 顽固性便秘，可以此两穴为主攻穴位。

2007年9月4日

×形体穴双三阳络配双阳辅治疗喉病、四肢病

三阳络三焦经，阳辅胆经，两穴双配，治疗喉痹与喑哑、四肢痛症、胸肋痛、目痛。

(1) 取穴要领：三阳络在支沟上一寸。阳辅在外踝尖直上四寸，腓骨前缘处。

(2) 按摩要领：用指或棒强压穴位而不揉，每穴压8～10分钟，亦可适当延长压穴时间。慢性病以1个月为1疗程，可压3～5个疗程。亦可配

用自下而上的捏脊。

（3）可试用于配合治脑瘫。

×形体穴双天井配双阳陵泉治疗头面病、半身不遂病

天井三焦经，阳陵泉胆经，两穴双配可治脚气、头面肿、半身不遂、腰膝病、四肢抽搐、目痛。

（1）取穴要领：天井在尺骨肘尖上方，屈肘时呈凹陷处取之。阳陵泉在小腿外侧，腓骨小头前下缘凹陷处。

（2）按摩要领：用指或棒强压穴位而不揉，重点穴各压 8～10 分钟，亦可适当延长压穴时间。慢性病以 1 个月为 1 疗程，可压 3～5 个疗程。亦可配用自下而上的捏脊。

（3）此两穴对半身不遂与抽筋，应有理想之疗效。

×形体穴双清冷渊配双膝阳关治疗肩周炎、膝关节炎

清冷渊三焦经，膝阳关胆经，两穴双取，可治肩周炎与膝关节炎。

（1）取穴要领：清冷渊在天井穴上一寸，屈肘取之。膝阳关在阳陵泉

穴直上三寸，股骨外髁上方凹陷处。

(2) 按摩要领：用指或棒强压体穴而不揉，压穴 8～10 分钟，亦可适当延长压穴时间。慢性病以 1 个月为 1 疗程，可压 3～5 个疗程。

(3) 肩周炎与膝关节炎，均属顽固慢性病，如压本两穴疗效欠佳，可配双脚肩臂点或配双手腰腿点，前者治肩周炎，后者治膝关节炎。坚持压穴，尽量防止反复，反复则不易治了。

2007 年 9 月 7 日

×形体穴双消泺配双中渎治疗瘫痪与癫疾

消泺三焦经，中渎胆经，两穴双配，治疗风痹与筋痹、头痛、癫疾。

(1) 取穴要领：消泺在肘尖上六寸，清冷渊与合谷连线之中点。中渎在风市穴下二寸。

(2) 按摩要领：用指或棒强压穴位而不揉、每穴压 8～10 分钟或适当延长压穴时间。慢性病以 1 个月为 1 疗程，可压 3～5 个疗程。配自下而上的捏脊。

坚持下去，就是胜利。

2007年9月8日

×形体穴双臑会配双风市治疗瘫痪、甲状腺肿瘤

臑会三焦经，风市胆经，两穴双配，可治腿臂病、甲状腺肿瘤与皮肤病。

（1）取穴要领：臑会在肩髎穴与尺骨肘尖连线上，三角肌后缘处。风市在直立两手自然下垂时，大腿外侧中指尖所到之处。

（2）按摩要领：用指或棒强压穴位而不揉，每穴压8～10分钟，亦可适当延长压穴时间。慢性病以1个月为1疗程，可压3～5个疗程。配自下而上的捏脊。

（3）此两穴可在治甲状腺肿瘤中作为主穴，配×形“高升点”，可在双腕前侧列缺穴处压痛取点，脚穴参考手穴取。

2007年9月9日

×形体穴双肩髎配双环跳治疗半身不遂、皮肤病

肩髎三焦经，环跳胆经，两穴双取，可治半身不遂、风湿、皮肤病。

（1）取穴要领：肩髎在肩峰后下方，上臂外展时肩髎穴后寸许凹陷处。环跳在股骨大转子的后方，并足直立时出现的凹陷处。

（2）按摩要领：用指或棒强压穴位而不揉，每穴压8～10分钟，亦可适当延长压穴时间。慢性病以1个月为1疗程，可压3～5个疗程。配自下

而上的捏脊。

(3) 重视其治风湿与皮肤病的作用，不妨试用为主攻穴位。

2007 年 9 月 10 日

×形体穴双商阳配双大敦治疗胸腹病与泌尿生殖病

商阳大肠经，大敦肝经，两穴双配，治疗胸腹病痛、泌尿生殖系病、疝气。商阳可治青光眼，大敦治子宫下垂。

(1) 取穴要领：商阳在食指桡侧距指甲角一分许。大敦在足大趾外侧距趾甲角一分许。

(2) 按摩要领：用牙签圆头或小棒强压穴位而不揉，每穴压 8～10 分钟，亦可适当延长压穴时间。慢性病以 1 个月为 1 疗程，可压 3～5 个疗程。配自下而上的捏脊。

(3) 重视其在治疝气、青光眼、子宫下垂等方面的作用。

2007 年 9 月 11 日

×形体穴双三间配双行间治疗脂肪肝、肝肿大等病

三间大肠经，行间肝经，两穴双取，治疗喉病、糖尿病、肠炎、眼疾、寒热病、便秘、癫病、妇科病、失眠、脂肪肝与肝肿大。

（1）取穴要领：三间在食指桡侧第二掌骨小头后方凹陷处，握拳取穴。行间在足背第一、二趾缝后约五分处。

（2）按摩要领：用指或棒强压穴位而不揉，三间可用牙签圆头或小棒强压而不揉，每穴可压 8～10 分钟或适当延长压穴时间。慢性病以 1 个月为 1 疗程，可压 3～5 个疗程。配自下而上的捏脊。

（3）本两穴可作为治疗糖尿病、肝肿大、脂肪肝的主攻穴位。便秘与失眠亦堪重用此两穴。

2007 年 9 月 12 日

×形体穴双合谷配双太冲治疗精神分裂、失眠等病

合谷大肠经，太冲肝经，两穴双配，治疗精神分裂症、寒热病、面部诸病（鼻、目、耳、齿、喉）、头痛、皮肤病、腰脊痛、泌尿生殖病、便秘、便血、糖尿病、妇科病、失眠。

（1）取穴要领：合谷以一手的拇指关节横纹放在另一手的虎口边缘，拇指尖到达之处。太冲在足背第一、二趾缝间上一寸半处。

（2）按摩要领：用指或棒强压穴位而不揉，每穴压 8～10 分钟，亦可适当延长压穴时间。慢性病以 1 个月为 1 疗程，可压 3～5 个疗程。配自下而上的捏脊。

（3）本两穴是治疗精神分裂症的特效穴位。配耳穴、手穴效果更佳，要充分地加以利用。

×形体穴双温溜配双蠡沟治疗肠道、口腔、精神等病

温溜大肠经，蠡沟肝经，两穴双配，治疗肠鸣、腹痛腹胀、精神病、口舌咽喉病、泌尿生殖病与妇科病。

(1) 取穴要领：温溜在阳溪穴上五寸，阳溪与曲池穴的连线上。蠡沟在内踝尖直上五寸，胫骨内缘。

(2) 按摩要领：用指或棒强压穴位而不揉，每穴压8～10分钟或适当延长压穴时间。慢性病以1个月为疗程，可压3～5个疗程。配自下而上的捏脊。

(3) 在肠道、口腔、精神病方面，可试用为主攻穴位，尤其对付顽固的口腔病。也要重视发挥对泌尿生殖与妇科病的作用。

2007年9月14日

×形体穴双下廉配双下巨虚治疗肠炎、痢疾等病

下廉大肠经，下巨虚胃经，两穴双配，可治肠炎、便血与脓血、精神病、风湿病、胃病、腹痛、乳痈、口腔病。

(1) 取穴要领：下廉在曲池穴下四寸。下巨虚在上巨虚穴下三寸。

(2) 按摩要领：用指或棒强压穴位而不揉，每穴压8～10分钟或适当延长压穴时间。慢性病以1个月为疗程，可压3～5个疗程。配自下而上的

捏脊。

重视其在治乳痈及口腔方面的作用。

2007年9月15日

×形体穴双上廉配双上巨虚治疗肠炎、半身不遂等病

上廉大肠经，上巨虚胃经，两穴双配，治疗肠鸣腹痛、胸痛腹泻、半身不遂、哮喘、头痛、胃病。

（1）取穴要领：上廉在曲池穴下三寸。上巨虚在足三里穴下三寸。

（2）按摩要领：用指或棒强压穴位而不揉，每穴压8～10分钟，也可适当延长压穴时间。慢性病以1个月为1疗程，可压3～5个疗程。配自下而上的捏脊。

（3）半身不遂与哮喘是顽固慢性病，可试用本两穴为主攻穴位，在治疗消化道病方面，亦有良好的作用。

2007年9月16日

×形体穴双手三里配双足三里治疗胃肠炎及中风等病

手三里大肠经，足三里胃经，两穴双取，可治肠炎与遗矢、臂病膝病、中风瘫痪、胃病、便秘、心痛、腰病、目疾、强壮。

(1) 取穴要领：手三里在曲池穴下二寸。足三里在外膝眼下三寸，胫骨外侧约一横指处。

(2) 按摩要领：用指或棒强压穴位而不揉，每穴压 8～10 分钟，亦可适当延长压穴时间。慢性病以 1 个月为 1 疗程，可压 3～5 个疗程。配自下而上的捏脊。

(3) 本两穴应为治疗消化系要穴，亦为强壮要穴。

2007 年 9 月 17 日

×形体穴双涌泉配双劳宫治疗三叉神经、口腔等病

涌泉肾经，劳宫心包经，两穴双配，可治疗三叉神经病、吐血衄血、大小便血、口腔溃疡、腰痛、肝炎、便秘与肠炎、咽喉病、癫痫、皮肤病、冠心病。

(1) 取穴要领：涌泉在足底（去趾）前三分之一与后三分之二交界处，蜷足时呈凹陷。劳宫在掌心第二、三掌骨之间，偏于第三掌骨，握拳时中指尖指示处（一说在三、四掌骨之间）。

(2) 按摩要领：用指或棒强压穴位而不揉，每穴压 8～10 分钟，亦可适当延长压穴时间。慢性病以 1 个月为 1 疗程，可压 3～5 个疗程。配自下而上的捏脊。

(3) 可作为治三叉神经痛、口腔病、冠心病的主攻穴位。

×形体穴双中渚配双冲阳治疗发热、面神经麻痹等病

中渚三焦经，冲阳胃经，两穴双取，治疗高热、面神经麻痹、咽病齿病、精神病、耳聋。

（1）取穴要领：中渚在握拳手背第四、五掌骨间，液门穴后一寸许。冲阳在解溪穴下一寸半，足背最高点。

（2）按摩要领：用指或棒强压穴位而不揉，每穴压8～10分钟，亦可适当延长压穴时间。慢性病以1个月为1疗程，可压3～5个疗程。配自下而上的捏脊。

（3）是退除高热最理想的穴位，可以充分地发挥其作用。

2007年9月19日

×形体穴双曲池配双曲泉治疗皮肤病、泌尿生殖等病

曲池大肠经，曲泉肝经，两穴双配，可治皮肤病、咽喉病、寒热病、癫痫、月经不调及子宫脱垂、男性生殖器病、痢疾。

（1）取穴要领：曲池在曲肘成90度，肘横纹桡侧头稍外方。曲泉在屈膝，膝关节内侧纹头上方凹陷中。

（2）按摩要领：用指或棒强压穴位而不揉，每穴可压8～10分钟或适当延长压穴时间。慢性病以1个月为1疗程，可压3～5个疗程。配自下而

上的捏脊。

（3）要重视其治子宫脱垂及男性生殖器病，与主攻皮肤病的作用。

2007年9月20日

×形体穴双曲泽配双血海治疗糖尿病、脉管炎等病

曲泽心包经，血海脾经，两穴双配，治疗气逆腹胀、呕吐、糖尿病、皮肤病、脉管炎、心痛。

（1）取穴要领：曲泽在肘横纹上，肱二头肌腱尺侧缘。血海在大腿内侧下部，髌骨内上缘上二寸。

（2）按摩要领：用指或棒强压穴位而不揉，每穴压8～10分钟，亦可适当延长压穴时间。慢性病以1个月为1疗程，可压4～6个疗程。可配自下而上的捏脊。

（3）重视其治脉管炎与糖尿病的作用，可用为主攻穴位。

2007年9月21日

×形体穴双小海配双阴谷治疗癫痫、口腔溃疡等病

小海小肠经，阴谷肾经，两穴双配，可治口腔溃疡、小便不利、月经不调、癫痫。

（1）取穴要领：小海在肘关节后，屈肘，尺骨肘尖与肱骨内上髁之

间。阴谷在屈膝，腘窝横纹内侧端两筋之间。

（2）按摩要领：用指或棒强压穴位而不揉，压穴每穴 8～10 分钟或适当延长压穴时间。慢性病以 1 个月为 1 疗程，可压 3～5 个疗程。配自下而上的捏脊。

（3）癫痫与口腔溃疡是顽固慢性病，可以本两穴为主攻穴位。坚持下去就是胜利。

2007 年 9 月 22 日

╳形体穴双手五里配双梁丘治疗四肢病及腰痛、发热等病

手五里大肠经，梁丘胃经，两穴双取，可治四肢病及腰病、瘫痪、发热、目病、乳痈。

（1）取穴要领：手五里在上臂外侧，曲池穴上三寸。梁丘在髌骨外上缘上二寸凹陷处。

（2）按摩要领：用指或棒强压穴位而不揉，每穴压 8～10 分钟或适当延长压穴时间。慢性病以 1 个月为 1 疗程，可压 3～5 个疗程。配自下而上的捏脊。

（3）瘫痪、乳痈、目病为顽固慢性病，可试用本两穴为主攻穴。发热、腰痛为常见病，亦可充分发挥本两穴之作用。

坚持下去，就是胜利。

×形体穴双大陵配双照海经治疗发热、子宫下垂等病

大陵心包经，照海肾经，两穴双取，可治疗发热、四肢痛、精神病、心疾、泌尿病（血尿）、月经病及子宫脱垂、疝气、皮肤病。

（1）取穴要领：大陵在腕关节掌侧第一横纹正中，两筋之间。照海在内踝尖直下一寸处。

（2）按摩要领：用指或棒强压穴位而不揉，每穴压8～10分钟，亦可适当延长压穴时间。慢性病以1个月为1疗程，可压3～5个疗程。配自下而上的捏脊。

（3）注意发挥其在治疗疝气与子宫脱垂方面的作用。

2007年9月24日

×形体穴双内关配双复溜治疗无脉症、血尿、癫痫等病

内关心包经，复溜肾经，两穴双取，治疗精神病、心痛心烦、目病、呕吐与腹泻、癫痫、小便不利与血尿、痔疮、无脉症、胸肋病。

（1）取穴要领：内关在腕横纹上二寸，两筋之间。复溜在太溪穴直上二寸，跟腱前缘。

（2）按摩要领：用指或棒强压穴位而不揉，每穴压8～10分钟，亦可适当延长压穴时间。慢性病以1个月为1疗程，可压4～6个疗程。可配自

下而上的捏脊。

（3）重视对无脉症、血尿等病的医疗作用，可作为主攻穴位。

2007年9月25日

×形体穴双臂臑配双伏兔治疗颈项病、皮肤等病

臂臑大肠经，优兔胃经，两穴双取，治疗臂、膝痛症及麻木不仁、瘰疬及皮肤病、颈项病、肩病、月经不调。

（1）取穴要领：臂臑在上臂外侧，三角肌止点稍前处。伏兔在髌骨外上缘直上六寸处。

（2）按摩要领：用指或棒强压穴位而不揉，每穴压8～10分钟，亦可适当延长压穴时间。慢性病以1个月为1疗程，可压3～5个疗程。配自下而上的捏脊。

（3）注意其治疗臂膝麻木不仁及瘰疬病、可用为主攻穴位。在治疗皮肤病、颈项与肩病、月经病也可充分地发挥其作用。

2007年9月26日

×形体穴双肩髃配双髀关治疗半身不遂及皮肤等病

肩髃大肠经，髀关胃经，两穴双取，可治疗半身不遂、手足麻木、皮肤病、发热、咽喉病。

（1）取穴要领：肩髃在上臂平举时，肩端前缘的凹陷中。髀关在大腿前面，伏兔穴直上，与会阴穴水平线之交点。

（2）按摩要领：用指或棒强压穴位而不揉，每穴压 8～10 分钟，亦可适当延长压穴时间。慢性病以 1 个月为 1 疗程，可压 3～5 个疗程。配自下而上的捏脊。

（3）本两穴对治疗半身不遂作用好，可考虑作为主攻穴位。在退热与治疗皮肤病、咽喉病方面，也可充分发挥其作用。坚持下去，就是胜利。

2007 年 9 月 27 日

×形体穴双少冲配双至阴治疗心脏病、泌尿生殖等病

少冲心经，至阴膀胱经，两穴双取，治疗热病不出汗、心脏病、精神病、遗尿与小便不利、感冒、眼生翳、难产。

（1）取穴要领：少冲在手小指桡侧，距指甲角一分许。至阴在足小趾外侧，距甲角一分许。

（2）按摩要领：用牙签圆头或小棒强压穴位而不揉，压穴 8～10 分钟，亦可适当延长压穴时间。慢性病以 1 个月为 1 疗程，可压 4～6 个疗程。配自下而上的捏脊。

（3）重视其在治疗心脏、精神、泌尿生殖方面的作用。坚持下去，就是胜利。

2007年9月28日

×形体穴双少府配双京骨治疗癫痫、疝气、佝偻等病

少府心经，京骨膀胱经，两穴双取，可治疗癫痫及精神病、头痛、眼病、腰背、腿病、泌尿病、颈项病、疝气、佝偻、心脏病。

(1) 取穴要领：少府在握拳时，小指与无名指的指尖间所对掌心。京骨在足第五跖骨粗隆外侧凹陷处。

(2) 按摩要领：用指或棒强压穴位而不揉，每穴压8～10分钟，亦可适当延长压穴时间。以1个月为1疗程，慢性病可压4～6个疗程。配自下而上的捏脊。

(3) 佝偻、疝气、癫痫均属难症，可以充分地发挥本两穴之作用。

2007年9月29日

×形体穴双神门配双昆仑治疗心脏、癫痫等病

神门心经，昆仑膀胱经，两穴双取，可治疗心脏病、各类癫痫、精神病、目病、吐血与鼻衄、遗尿与产疾、佝偻、颈项病。

(1) 取穴要领：神门在腕横纹尺侧端稍上方凹陷处。昆仑在外踝尖与跟腱连线的中点。

(2) 按摩要领：用指或棒强压穴位而不揉，每穴压8～10分钟，亦可适当延长压穴时间。慢性病以1个月为1疗程，可压3～5个疗程。可配自

下而上的捏脊。

（3）佝偻实为老年怪病，可试为主穴，以攻此病，坚持下去，定有良效。心脏病、癫痫、精神病、出血症，也可重视此两穴。

2007年9月30日

×形体穴双通里配双跗阳治疗精神病、月经过多等病

通里心经，跗阳膀胱经，两穴双取，可治疗头痛头重目眩、精神疾患、上肢痛与下肢瘫痪、腰椎病、月经过多、心脏病。

（1）取穴要领：通里在神门穴上一寸。跗阳在外踝后昆仑穴上三寸。

（2）按摩要领：用指或棒强压穴位而不揉，每穴压8～10分钟，亦可适当延长压穴时间。慢性病以1个月为1疗程，可压3～5个疗程。配自下而上的捏脊。

（3）心脏病、精神病、瘫痪、月经病均属难症，可考虑以此两穴为主攻穴位，坚持下去，自有妙用。

2007年10月1日

×形体穴双少海配双委中治疗心脏病、精神病、皮肤等病

少海心经，委中膀胱经，两穴双取，可治疗心脏疾患、皮肤病、神经衰弱、腰膝病及下肢瘫痪、齿病、发热、遗尿及尿闭。

（1）取穴要领：少海在肘横纹尺侧端与肱骨内上踝之间。委中在腘横纹中央。

（2）按摩要领：用指或棒强压穴位而不揉，每穴压 8～10 分钟，亦可适当延长压穴时间，慢性病以 1 个月为 1 疗程，可压 4～6 个疗程。配自下而上的捏脊。

（3）重视发挥其在治心脏病与神经衰弱方面的作用。

2007 年 10 月 2 日

×形体穴双青灵配双殷门治疗出血症、头病等病

青灵心经，殷门膀胱经，两穴双取，可治疗目黄头痛、肩周炎、肋痛、腰椎病、出血症。

（1）取穴要领：青灵在上臂肱二头肌尺侧，少海穴上三寸处。殷门在大腿后面，承扶穴与委中穴连线上，承扶穴下六寸处。

（2）按摩要领：用指或棒强压而不揉，每穴压 8～10 分钟，亦可适当延长压穴时间，慢性病以 1 个月为 1 疗程，可压 3～5 个疗程。配自下而上的捏脊。

（3）目黄类似肝炎，出血症有内外出血之分，本两穴均可试用为主攻穴位。肩周炎与腰椎病亦可重视用此两穴。

×形体穴双极泉配双承扶治疗甲状腺肿、腰椎等病

极泉心经，承扶膀胱经，两穴双取，可治疗肘臂病、心痛干呕、大小便困难、甲状腺肿、腰椎病、坐骨神经痛。

（1）取穴要领：极泉在腋窝正中，腋动脉内侧。承扶在臀横纹中央。

（2）按摩要领：用指头或小棒强压穴位而不揉，每穴可压8～10分钟，亦可适当延长压穴时间。慢性病以1个月为1疗程，可压3～5个疗程。配自下而上的捏脊。

（3）甲状腺肿为难治之症，可用本两穴为主攻穴位。

2007年10月4日

×形法综合治疗恶心呕吐

恶心呕吐取穴要领：(1）耳穴：胃、神门、交感、枕、皮质下；(2）手穴：胃肠点、神门、三焦点、后头点、头顶点、呕胀点、劳宫；(3）×形体穴：双胃肠点配双足三里或两臂、两腿前侧肘膝下压痛取高升点。

按摩要领：用牙签圆头或小棒强压耳穴指穴而不揉，体穴用指或棒强压而不揉，重点耳穴胃、交感、皮质下压6～10分钟，其他穴压3～5分钟，体穴压8～10分钟。慢性病以1个月为1疗程，可压3～5个疗程。配自下而上的捏脊。

一定要查清恶心呕吐的病源所在，方可对症施治，不可无的放矢。

2007年10月5日

×形法综合治疗急慢性胃炎

治疗急慢性胃炎取穴要领：(1) 耳穴：胃、交感、神门、脾、小肠；(2) 手穴：胃肠点、三焦点、神门、脾点、小肠点、肺点、劳营；(3) ×形体穴：双胃肠点配双足三里或两臂、两腿前侧肘膝下压痛取高升点。

按摩要领：用牙签圆头或小棒强压耳穴指穴而不揉，体穴用指或棒强压而不揉，重点耳穴胃、交感压6～10分钟，其他穴压3～5分钟，体穴压8～10分钟。慢性病以1个月为1疗程，可压3～5个疗程。配自下而上的捏脊。

此病顽固，愈后注意保健。

2007年10月6日

×形法综合治疗胃神经官能症

治疗胃神经官能症取穴要领：(1) 耳穴：胃、肝、交感、神门；(2) 手穴：胃肠点、肝点、三焦点、神门、前头点、头顶点；(3) ×形体穴：双胃肠点配双足三里或两臂、两腿前侧肘膝下压痛取高升点。

按摩要领：用牙签圆头或小棒强压耳穴指穴而不揉，用指或棒强压体穴而不揉，重点耳穴胃、交感压6～10分钟，其他穴位压3～5分钟，体穴压8～10分钟。以1个月为1疗程，可压3～5个疗程。配自下而上的捏脊。

本病顽固，愈后注意保健按摩，永远保持宝贵的平常心。

2007年10月7日

×形法综合治疗胃溃疡

治疗胃溃疡取穴要领：（1）耳穴：胃、交感、神门、脾、肺、皮质下；（2）手穴：胃肠点、三焦点、神门、脾点、肺点、头顶点；（3）×形体穴：双胃肠点配双足三里或两臂、两腿前侧肘膝下压痛取高升点。

按摩要领：用牙签圆头或小棒强压耳穴指穴而不揉，体穴用指或棒强压而不揉，重点耳穴胃、肺、皮质下压6～10分钟，其他穴压3～5分钟，体穴压8～10分钟。以1个月为1疗程，可压4～6个疗程。可配自下而上的捏脊。

此病顽固，愈后注意保健。

2007年10月8日

×形法综合治疗十二指肠溃疡

治疗十二指肠溃汤取穴要领：（1）耳穴：十二指肠、交感、神门、肺、皮质下、脾；（2）手穴：小肠、三焦点、神门、肺点、脾点、头顶点、后头点；（3）×形体穴：双胃肠点配双足三里或两臂、两腿前侧肘膝下压痛取高升点。

按摩要领：用牙签圆头或小棒强压耳穴指穴而不揉，体穴用指或棒强

压而不揉，重点耳穴十二指肠、肺压6～10分钟，其他穴压3～5分钟，体穴压8～10分钟。以1个月为1疗程，可压4～6个疗程。配自下而上的捏脊。

愈后，注意保健。

2007年10月9日

×形法综合治疗胃痉挛

治疗胃痉挛取穴要领：（1）耳穴：胃、交感、耳中、神门、上腹；（2）手穴：胃肠点、三焦点、神门、脾点、前头点、头顶点、落零五（穴在手背与胃肠点相对应的点上）；（3）×形体穴：双胃肠点配双足三里或两臂、两腿前侧肘膝下压痛取高升点。

按摩要领：用牙签圆头或小棒强压耳穴指穴而不揉，体穴用指或棒强压而不揉，重点耳穴胃、交感、神门压6～10分钟，其他穴压3～5分钟，体穴压8～10分钟。（本病属急性病，应送医院急救，本法可在医护人员未到之前，应急采用，切勿误了治疗时机）

2007年10月10日

×形法综合治疗胃下垂

治疗胃下垂取穴要领：（1）耳穴：胃、交感、皮质下、肝、脾、肺；（2）手穴：胃肠点、三焦点、头顶点、肝点、脾点、肺点；（3）×形体穴：双胃肠点、双足三里或两臂、两腿前侧肘膝下压痛取高升点。

按摩要领：用牙签圆头或小棒强压耳穴指穴而不揉，体穴用指或棒强压而不揉，重点耳穴胃、皮质下压6～10分钟，其他穴压3～5分钟，体穴压8～10分钟。以1个月为1疗程，可压4～6个疗程。配自下而上的捏脊。

愈后，注意保健按摩，保持宝贵的平常心。

2007年10月11日

×形法综合治疗慢性胆囊炎

治疗胆囊炎取穴要领：（1）耳穴：胰胆、肝、交感、肺、脾；（2）手穴：胆、肝、三焦点、肺点、脾点；（3）×形体穴：双阳陵泉、双天井或双臂、双腿外侧中部压痛取高升点。

按摩要领：用牙签圆头或小棒强压耳穴指穴而不揉，体穴用指或棒强压而不揉，重点耳穴胰胆、肺压6～10分钟，其他穴压3～5分钟，体穴压8～10分钟。以1个月为1疗程，可压3～5个疗程。配自下而上的捏脊。

愈后，重视保健，保持平常心。

2007年10月12日

×形法综合治疗慢性胰腺炎

治疗胰腺炎取穴要领：（1）耳穴：胰胆、内分泌、交感、神门、胰腺点；（2）手穴：胰、三焦点、神门、头顶点、前头点、偏头点、后头点；

（3）×形体穴：双阳陵泉、双天井或双臂、双腿外侧中部觅取高升点。

按摩要领：用牙签圆头或小棒强压耳穴手指穴而不揉，体穴用指或棒强压而不揉，重点耳穴胰胆、交感压6～10分钟，一般穴压3～5分钟，体穴压8～10分钟。以1个月为1疗程，可压3～5个疗程。配自下而上的捏脊。

愈后，注意保健。

2007年10月13日

×形法综合治疗膈肌痉挛

治疗膈肌痉挛取穴要领：（1）耳穴：膈、神门、皮质下、耳中；（2）手穴：膈、神门、头顶点、三焦点、胸；（3）×形体穴：双腕骨、双丘墟或双臂、双腿内侧中部压痛取高升点。

按摩要领：用牙签圆头或小棒强压耳穴指穴而不揉，体穴用指或棒强压而不揉，重点耳穴膈、皮质下压6～10分钟，其他穴压3～5分钟，体穴压8～10分钟。慢性病以1个月为1疗程，可压3～5个疗程。配自下而上的捏脊。

愈后，注意保健。

2007年10月14日

×形法综合治疗腹泻

治疗腹泻取穴要领：（1）耳穴：大肠、小肠、交感、脾、神门；（2）手穴：大肠点、小肠点、三焦点、脾点、神门、胃肠点、肺点、前头点；(3) ×形体穴：双手三里、双足三里或两臂、两腿前侧肘膝下压痛取高升点。

按摩要领：用牙签圆头或小棒强压耳穴指穴而不揉，体穴用指或棒强压而不揉，重点耳穴小肠、大肠、交感压 6～10 分钟，其他穴压 3～5 分钟，体穴压 8～10 分钟。慢性病以 1 个月为 1 疗程，可压 3～5 个疗程。配自下而上的捏脊。

2007 年 10 月 15 日

×形法综合治疗腹胀气

治疗腹胀气取穴要领：(1) 耳穴：小肠、大肠、胃、交感；(2) 手穴：小肠点、大肠点、胃肠点、三焦点、少商、少府；(3) ×形体穴：双曲泽配双血海或两臂、两腿前侧肘膝下压痛取高升点。

按摩要领：用牙签圆头或小棒强压耳穴指穴而不揉，体穴用指或棒强压而不揉，重点耳穴小肠、胃压 6～10 分钟，其他穴压 3～5 分钟，体穴压 8～10 分钟。以 1 个月为 1 疗程，可压 3～5 个疗程。配自下而上的捏脊。

2007 年 10 月 16 日

×形法综合治疗肠炎

治疗肠炎取穴要领：(1) 耳穴：大肠、小肠、交感、肺、神门；(2) 手穴：大肠点、小肠点、三焦点、肺点、神门、胃肠点、前头点；(3) ×形体穴：双下廉配双下巨虚或两臂、两腿前侧肘膝下压痛取高升点。

按摩要领：用牙签圆头或小棒强压耳穴指穴而不揉，体穴用指或棒强压而不揉，重点耳穴小肠、大肠、交感压6～10分钟，其他穴压3～5分钟，体穴压8～10分钟。慢性病以1个月为1疗程，可压4～6个疗程。配自下而上的捏脊。

愈后，注意保健。

2007年10月17日

×形法综合治疗消化不良

治疗消化不良取穴要领：（1）耳穴：小肠、胃、胰胆、脾；（2）手穴：小肠、胃肠点、胆、肝、脾点；（3）×形体穴：双足三里配双手三里或两臂、两腿前侧肘膝下压痛取高升点。

按摩要领：用牙签圆头或小棒强压耳穴指穴而不揉，体穴用指或棒强压而不揉，重点穴小肠、脾压穴6～10分钟，其他穴压3～5分钟，体穴压8～10分钟。以1个月为1疗程，可压3～5个疗程。配自下而上的捏脊。

坚持下去，就是胜利。

2007年10月18日

×形法综合治疗肠绞痛

治疗肠绞痛取穴要领：（1）耳穴：小肠、交感、耳中、腹；（2）手穴：小肠、三焦点、腹腔神经、胃肠点、头顶点、后头点；（3）×形体穴：双足三里配双手三里或两臂、两腿前侧肘膝下压痛取高升点。

按摩要领：用牙签圆头小棒强压耳穴指穴而不揉，体穴用指或棒强压而不揉，重点穴小肠、交感压 6～10 钟，其他穴压 3～5 分钟，体穴压 8～10 分钟。此症应送医院急救，此法可在医护人员未到前，应急施用，勿误治疗时机。

2007 年 10 月 19 日

×形法综合治疗胃肠功能紊乱

治疗胃肠功紊乱取穴要领：（1）耳穴：胃、小肠、大肠、交感、脾；（2）手穴：胃肠点、小肠点、大肠点、脾点、三焦点、头顶点、前头点、后头点、偏头点；（3）×形体穴：双足三里配双手三里或两臂、两腿前侧肘膝下压痛取高升点。

按摩要领：用牙签圆头或小棒强压耳穴指穴而不揉，体穴用指或棒强压而不揉，重点耳穴胃、小肠、脾压 6～10 分钟，其他穴压 3～5 分钟，体穴压 8～10 分钟。以 1 个月为 1 疗程，可压 4～6 个疗程。配自下而上的捏脊。愈后重视保健。

2007 年 10 月 20 日

×形法综合治疗过敏性结肠炎

治疗过敏性结肠炎取穴要领：（1）耳穴：大肠、内分泌、交感、肺、小肠；（2）手穴：大肠点、小肠点、三焦点、肺点、脑点；（3）×形体穴：双上廉配双上巨虚或两臂、两腿前侧肘膝下压痛取高升点。

按摩要领：用牙签圆头或小棒强压耳穴指穴而不揉，体穴用指或棒强压而不揉，重点穴小肠、肺压6～10分钟，其他穴压3～5分钟，体穴压8～10分钟。慢性病以1个月为1疗程，可压4～6个疗程。配自下而上的捏脊。

本病比较顽固，愈后，注意保健，保持宝贵的平常心。

2007年10月21日

×形法综合治疗便秘

治疗便秘取穴要领：（1）耳穴：大肠、直肠下段、皮质下、便秘点；（2）手穴：大肠点、头顶点、直肠、小肠、脾点、外关、支沟；（3）×形体穴：双支沟配双悬钟或双臂、双腿前侧肘膝下压痛取高升点。

按摩要领：用牙签圆头或小棒强压耳穴指穴而不揉，体穴用指或棒强压而不揉，重点穴小肠、便秘点、皮质下压6～10分钟，其他穴压3～5分钟，体穴压8～10分钟。以1个月为1疗程，可压4～6个疗程。

本病比较顽固，尤其是体弱之老人，故愈后，宜长期保健按摩，力争不再复发。

2007年10月22日

×形法综合治疗酒精中毒

治疗酒精中毒取穴要领：（1）耳穴：枕、额、皮质下、醉点、枕小神经；（2）手穴：后头点、前头点、颈项点、偏头点、肝点、脾点、鱼际；

（3）×形体穴：双鱼际配双太白或双脚、双手背压痛取高升点。

按摩要领：用牙签圆头或小棒强压耳穴指穴而不揉，体穴用指或棒强压而不揉，重点穴皮质下、枕压6～10分钟，其他穴压3～5分钟，体穴压8～10分钟，以神志清醒，感觉舒适为有效，最好戒酒，是为上策。

酗酒伤体，有如大病，切记！

2007年10月23日

×形法综合治疗胆道蛔虫

治疗胆道蛔虫取穴要领：（1）耳穴：胰、胆、神门、交感、肝；（2）手穴：胆、胰、神门、三焦点、脾点、十二指肠；（3）×形体穴：双足三里配双胃肠点或两臂、两腿外侧中部压痛取高升点。

按摩要领：用牙签圆头或小棒强压耳穴指穴而不揉，体穴用指或棒强压而不揉，重点穴胰胆、交感压6～10分钟，其他穴压3～5分钟，体穴压8～10分钟。本病来势凶猛，应送医院急救，本法可在医护人员未到达前应急施用，勿误治疗时机，切记！

2007年10月24日

×形法综合治疗胆石症

治疗胆石症取穴要领：（1）耳穴：胰、胆、肝、交感、神门、皮质下、十二指肠；（2）手穴：胆、肝、胰、三焦点、神门、头顶点；（3）×

形体穴：双阳陵泉配双曲池或两臂、两腿外侧中部压痛取高升点。

按摩要领：用牙签圆头或小棒强压耳穴指穴而不揉，体穴用指或棒强压而不揉，重点穴胰胆、交感压6～10分钟，其他穴压3～5分钟，体穴压8～10分钟。以1个月为1疗程，可压3～5个疗程。配自下而上的捏脊。

本法为保守性疗法，未必排石，但可使患者能正常生活。

2007年10月25日

×形法综合治疗慢性阑尾炎

治疗慢性阑尾炎取穴要领：（1）耳穴：阑尾、大肠、交感、神门、肺、肾上腺、内分泌、皮质下、枕；（2）手穴：大肠点、神门、三焦点、肺点、头顶点、后头点；（3）×形体穴：双胃肠点配双阑尾（穴在足三里穴下二寸处）。

按摩要领：用牙签圆头或小棒强压耳穴指穴而不揉，体穴用指或棒强压而不揉，重点穴阑尾、交感、内分泌压6～10分钟，其他穴压3～5分钟，体穴压8～10分钟。以1个月为1疗程，可压3～5个疗程。配自下而上捏脊。

急性阑尾炎应立即送医院手术治疗，勿误。

2007年10月26日

×形法综合治疗肠结核

治疗肠结核取穴要领：（1）耳穴：大肠、小肠、交感、神门、内分泌、肝；（2）手穴：大肠点、小肠点、三焦点、神门、肝点、后头点、头顶点；(3) ×形体穴：双足三里配双手三里或两臂、两腿前侧肘膝下压痛取高升点。

按摩要领：用牙签圆头或小棒强压耳穴指穴而不揉，体穴用指或棒强压而不揉，重点穴大肠、小肠、交感压 6～10 分钟，其他穴压 3～5 分钟，体穴压 8～10 分钟。以 1 个月为 1 疗程，可压 4～6 个疗程。配自下而上捏脊。

本病顽固，坚持下去，就是胜利。

2007 年 10 月 27 日

×形法综合治疗肝炎

治疗肝炎取穴要领：(1) 耳穴：肝、肝阳 1、肝阳 2、交感、神门、脾、胰胆；(2) 手穴：三焦点、神门、肝点、肾点、脾点、胆、劳宫、偏头点、头顶点；(3) ×形体穴：双劳宫配双涌泉或两腿、两臂上中部高升点。

按摩要领：用牙签圆头或小棒强压耳穴指穴而不揉，体穴用指或棒强压而不揉，重点穴肝、肝阳 1、肝阳 2：交感压 6～10 分钟，其他穴压 3～5 分钟，体穴压 8～10 分钟。慢性病以 1 个月为 1 疗程，可压 4～6 个疗程。配自下而上捏脊，捏脊对治肝炎效果很好，可以长期捏下去，是为保肝之要诀，切切不可忽视。

2007年10月28日

×形法综合治疗胰腺型胃溃疡

治疗胰腺型胃溃疡取穴要领：（1）耳穴：胃、胰胆、交感、神门、脾、内分泌；（2）手穴：胃、胰、三焦点、神门、脾点、头顶点、后头点；（3）×形体穴：双足三里配双手三里或两臂、两腿肘膝下压痛取高升点。

按摩要领：用牙签圆头或小棒强压耳穴指穴而不揉，体穴用指或棒强压而不揉，重点耳穴胃、胰压6～10分钟，其他穴压3～5分钟，体穴压8～10分钟。以1个月为1疗程，可压4～6个疗程。配自下而上捏脊。

本病顽固，坚持就是胜利。

2007年10月29日

×形法综合治疗咳嗽

治疗咳嗽取穴要领：（1）耳穴：神门、平喘、肾上腺、咽喉、枕、肺、交感、气管；（2）手穴：神门、咳喘点、气管点、哮喘点、咽喉点、肺点、后头点、头顶点、列缺、鱼际；（3）×形体穴：双少商配双隐白或两臂、两腿内侧上部压痛取高升点。

按摩要领：用牙签圆头或小棒强压耳穴指穴而不揉，体穴用指或棒强压而不揉，重点穴平喘、气管压6～10分钟，其他穴压3～5分钟，体穴压8～10分钟。慢性病以1个月为1疗程，可压3～5个疗程。配自下而上捏脊。

×形法综合治疗胸闷

治疗胸闷取穴要领：（1）耳穴：心、胸、交感、肺、平喘、枕、神门；（2）手穴：心点、胸点、三焦点、肺点、气管点、后头点、神门、头顶点、内关、外关；（3）×形体穴：双内关配双复溜或两臂、两腿内侧上部压痛取高升点。

按摩要领：用牙签圆头或小棒强压耳穴指穴而不揉，体穴用指或棒强压而不揉，重点穴胸、交感压 6～10 分钟，其他穴压 3～5 分钟，体穴压 8～10 分钟。找出胸闷病因，对症施治，以 1 个月为 1 疗程，可压 3～5 个疗程。配自下而上捏脊。

2007 年 10 月 31 日

×形法综合治疗胸痛

治疗胸痛取穴要领：（1）耳穴：胸、神门、交感、心、肺、枕；（2）手穴：胸点、神门、三焦点、心点、肺点、头顶点、后头点；（3）×形体穴：双内关配双复溜或健侧脚穴胸背点（三、四趾基关节后寸许）。

按摩要领：用牙签圆头或小棒强压耳穴指穴而不揉，体穴用指或棒强压而不揉，重点穴胸、交感压 6～10 分钟，其他穴压 3～5 分钟，体穴压 8～10 分钟。慢性病以 1 个月为 1 疗程，可压 3～5 个疗程。配自下而上捏脊。

×形法综合治疗感冒

治疗感冒取穴要领：(1) 耳穴：内鼻、肾上腺、额、肺、皮质下、神门、枕；(2) 手穴：鼻、前头点、肺点、头顶点、神门、后头点、合谷、鱼际、咳喘点、气管点、哮喘点；(3) ×形体穴：双合谷配双太冲或指压百会穴一小时以上。

按摩要领：用牙签圆头或小棒强压耳穴指穴而不揉，体穴用指或棒强压而不揉，重点穴内鼻、额压6～10分钟，其他穴压3～5分钟，体穴压8～10分钟。

平时注意保健肺与气管的按摩。

2007年11月2日

×形法综合治疗哮喘

治疗哮喘取穴要领：(1) 耳穴：平喘、交感、神门、肾上腺、肺、枕、喘点、内分泌；(2) 手穴：哮喘点、肺点、三焦点、气管点、肾点、脾点、头顶点、后头点、前头点；(3) ×形体穴：双尺泽配双阴陵泉或两臂、两腿内侧上部压痛取高升点。

按摩要领：用牙签圆头或小棒强压耳穴指穴而不揉，体穴用指或棒强压而不揉，重点穴平喘、交感压6～10分钟，其他穴压3～5分钟，体穴压8～10分钟。以1个月为1疗程，可压3～5个疗程。配自下而上捏脊。

2007年11月3日

×形法综合治疗支气管炎

治疗支气管炎取穴要领：(1) 耳穴：支气管、神门、平喘、肾上腺、交感、枕、肺；(2) 手穴：气管点、神门、三焦点、后头点、肺点、咳喘点、哮喘点、脾点、肾点、头顶点；(3) ×形体穴：双少商配双隐白。

按摩要领：用牙签圆头或小棒强压耳穴指穴而不揉，体穴用指或棒强压而不揉，重点穴支气管、交感压6～10分钟，其他穴压3～5分钟，体穴压8～10分钟。以1个月为1疗程，可压4～6个疗程。配自下而上捏脊。

因本病顽固，愈后应长期重视保健按摩，力争不再复发。

2007年11月4日

×形法综合治疗百日咳

治疗百日咳取穴要领：(1) 耳穴：支气管、肾上腺、平喘、交感、枕、肺、肾、脾；(2) 手穴：气管点、三焦点、肺点、肾点、脾点、咳喘点、哮喘点、胸点；(3) ×形体穴：双少商配双隐白或两腿、两臂内侧上部压痛取高升点。

按摩要领：用牙签圆头或小棒强压耳穴指穴而不揉，体穴用指或棒强压而不揉，重点穴支气管、交感压6～10分钟，其他穴压3～5分钟，体穴压8～10分钟。以1个月为1疗程，可压2～3个疗程。配自下而上捏脊。

2007年11月5日

×形法综合治疗肺炎

治疗肺炎取穴要领：（1）耳穴：肺、胸、肾上腺、神门、内分泌、皮质下、枕；（2）手穴：肺点、神门、咳喘点、哮喘点、气管点、头顶点、后头点、脾点、肾点、大肠点；（3）×形体穴：双少商配双隐白或两臂、两腿内侧上部压痛取高升点。

按摩要领：用牙签圆头或小棒强压耳穴指穴而不揉，体穴用指或棒强压而不揉，重点穴肺、皮质下压6～10分钟，其他穴压3～5分钟，体穴压8～10分钟。慢性病以1个月为1疗程，可压3～5个疗程。配自下而上捏脊。

2007年11月6日

×形法综合治疗支气管肺炎

治疗支气管肺炎取穴要领：（1）耳穴：支气管、交感、平喘、肾上腺、枕、内分泌、肺、神门；（2）手穴：气管点、肺点、三焦点、前头点、头顶点、后头点、脾点、肾点、神门、咳喘点、哮喘点；（3）×形体穴：双少商配双隐白或两臂、两腿内侧上部压痛取高升点。

按摩要领：用牙签圆头或小棒强压耳穴指穴而不揉，体穴用指或棒强压而不揉，重点穴肺、支气管、交感压6～10分钟，其他穴压3～5分钟，体穴压8～10分钟。慢性病以1个月为1疗程，可压3～5个疗程。配自下而上捏脊。

×形法综合治疗肺气肿

治疗肺气肿取穴要领：(1) 耳穴：肺、交感、平喘、肾上腺、胸、神门、支气管、枕；(2) 手穴：肺点、胸点、气管点、咳喘点、哮喘点、头顶点、心点、肾点、后头点、三焦点、脾点；(3) ×形体穴：手双哮喘点配双足相应哮喘点，两臂、两腿内侧上部压痛取高升点。

按摩要领：用牙签圆头或小棒强压耳穴指穴而不揉，体穴用指或棒强压而不揉，重点穴肺、交感、哮喘点压6～10分钟，其他穴压3～5分钟，体穴压8～10分钟。以1个月为1疗程，可压4～6个疗程。配自下而上捏脊。

2007年11月8日

×形法综合治疗腮腺炎

治疗腮腺炎取穴要领：(1) 耳穴：腮腺、内分泌、面颊、皮质下、神门、肾上腺、枕；(2) 手穴：头顶点、后头点、神门、肺点、脾点、肝点、合谷；(3) ×形体穴：双前谷配双侠溪或双脚、双手背压痛取高升点。

按摩要领：用牙签圆头或小棒强压耳穴指穴而不揉，体穴用指或棒强压而不揉，重点穴腮腺、内分泌压6～10分钟，其他穴压3～5分钟，体穴压8～10分钟。此病传染性极强，注意防护，愈后，注意保健按摩。

×形法综合治疗高血压

治疗高血压取穴要领：（1）耳穴：降压点、交感、神门、心、耳尖放血、皮质下、肾上腺；（2）手穴：血压点、三焦点、神门、心点、头顶点、小肠点、肝点、脾点、鱼际、后头点、颈项点；（3）×形体穴：双合谷配双太冲，两手两足掌面大指（趾）根部纹中压痛取高升点。

按摩要领：用牙签圆头或小棒强压耳穴指穴而不揉，体穴用指或棒强压而不揉，重点穴降压点、心、交感压6～10分钟，其他穴压3～5分钟，体穴压8～10分钟。以1个月为1疗程，可压4～6个疗程。配自上而下捏脊。

×形法综合治疗低血压

治疗低血压取穴要领：（1）耳穴：心、交感、肾上腺、皮质下、枕、神门、胃；（2）手穴：心点、三焦点、头顶点、后头点、神门、胃肠点、小肠、升压点；（3）×形体穴：双足三里配双手三里或双臂、双腿内侧上部压痛取高升点。

按摩要领：用牙签圆头或小棒强压耳穴指穴而不揉，体穴用指或棒强压而不揉，重点穴心、交感压6～10分钟，其他穴压3～5分钟，体穴压8～10分钟。以1个月为1疗程，可压4～6个疗程。配自下而上捏脊。

患本病体质常弱，此病亦顽固，故而要重视长期保健按摩。

2007年11月11日

×形法综合治疗无脉症

治疗无脉症取穴要领：（1）耳穴：心、肾、交感、热穴、肾上腺、肝、皮质下、脾、内分泌、相应部位；（2）手穴：心点、肾点、三焦点、肝点、头顶点、脾点；（3）×形体穴：双内关配双复溜或两臂、两腿内侧中部压痛取高升点。

按摩要领：用牙签圆头或小棒强压耳穴指穴而不揉，体穴用指或棒强压而不揉，重点穴心、肾、脾压6～10分钟，其他穴压3～5分钟，体穴压8～10分钟。以1个月为1疗程，可压4～6个疗程。配自下而上捏脊。

长期注意保健按摩。

2007年11月12日

×形法综合治疗心动过速

治疗心动过速取穴要领：（1）耳穴：心、交感、神门、小肠、皮质下、肾；（2）手穴：心点、三焦点、神门、小肠点、头顶点、肾点；（3）×形体穴：双神门配双昆仑，可在两臂、两腿内侧上部压痛取高升点。

按摩要领：用牙签圆头或小棒强压耳穴指穴而不揉，体穴用指或棒强压而不揉，重点穴心、交感压6～10分钟，其他穴压3～5分钟，体穴压8

～10分钟。以1个月为1疗程，可压4～6个疗程。配自下而上捏脊。

长期重视保健按摩。

2007年11月13日

×形法综合治疗心肌炎

治疗心肌炎取穴要领：（1）耳穴：心、交感、神门、小肠、脾、枕；（2）手穴：心点、三焦点、神门、小肠点、脾点、后头点、头顶点；（3）×形体穴：双劳宫配双涌泉或双臂、双腿内侧上部压痛取高升点。

按摩要领：用牙签圆头或小棒强压耳穴指穴而不揉，体穴用指或棒强压而不揉，重点穴心、交感、脾压6～10分钟，其他穴压3～5分钟，体穴压8～10分钟。以1个月为1疗程，可压4～6个疗程。配自下而上捏脊。

愈后，注意长期保健按摩。

2007年11月14日

×形法综合治疗缺铁性贫血

治疗缺铁性贫血取穴要领：（1）耳穴：肝、脾、肾、内分泌、膈、胃、小肠、皮质下、枕；（2）手穴：肝点、脾点、肾点、三焦点、胃、小肠点、膈、头顶点、后头点；（3）×形体穴：双间使配双三阴交或两臂、两腿内侧上部压痛取高升点。

按摩要领：用牙签圆头或小棒强压耳穴指穴而不揉，体穴用指或棒强

压而不揉，重点穴肝、脾、肾压6～10分钟，其他穴压3～5分钟，体穴压8～10分钟。以1个月为1疗程，可压4～6个疗程。配自下而上捏脊。

愈后，注意保健按摩。

2007年11月15日

×形法综合治疗粒细胞减少症

治疗粒细胞减少症取穴要领：（1）耳穴：心、肝、脾、肾、内分泌、肾上腺、枕、膈、交感；（2）手穴：心点、肝点、脾点、肾点、后头点、三焦点、膈；(3) ×形体穴：双足三里或两臂、两腿内侧上中部压痛取高升点。

按摩要领：用牙签圆头或小棒强压耳穴指穴而不揉，体穴用指或棒强压而不揉，重点穴肝、脾、肾、内分泌压6～10分钟，其他穴压3～5分钟，体穴压8～10分钟。以1个月为1疗程，可压4～6个疗程。配自下而上捏脊。

愈后，注意保健按摩。

2007年11月16日

×形法综合治疗期外收缩

治疗期外收缩取穴要领：（1）耳穴：心、交感、小肠、皮质下、心脏点、神门、肾；（2）手穴：心点、三焦点、小肠点、头顶点、神门、肾点、后头点；(3) ×形体穴：双内关配双复溜或两臂、两腿内侧上部压痛取高升点。

按摩要领：用牙签圆头或小棒强压耳穴指穴而不揉，体穴用指或棒强压而不揉，重点穴心、交感、皮质下压 6～10 分钟，其他穴压 3～5 分钟，体穴压 8～10 分钟。以 1 个月为 1 疗程，可压 4～6 个疗程。配自下而上捏脊。

愈后，长期保健按摩。

2007 年 11 月 17 日

×形法综合治疗冠心病

治疗冠心病取穴要领：（1）耳穴：心、交感、内分泌、肾上腺、小肠、胃、皮质下；(2) 手穴：心点、三焦点、小肠点、肾点、头顶点、脾点、肝点；(3) ×形体穴：双劳营配双涌泉或两臂、两腿内侧上部压痛取高升点。

按摩要领：用牙签圆头或小棒强压耳穴指穴而不揉，体穴用指或棒强压而不揉，重点穴心、交感、内分泌压 6～10 分钟，其他穴压 3～5 分钟，体穴压 8～10 分钟。以 1 个月为 1 疗程，可压 4～6 个疗程。配自下而上捏脊。

愈后，长期保健按摩。

2007年11月18日

×形法综合治疗风湿性心脏病

治疗风湿性心脏病取穴要领：（1）耳穴：心、交感、神门、内分泌、皮质下、肾、小肠；（2）手穴：心点、三焦点、神门、头顶点、肾点、小肠点、脑点；（3）×形体穴：双内关配双复溜，两臂、两腿内侧上部压痛取高升点。

按摩要领：用牙签圆头或小棒强压耳穴指穴而不揉。体穴用指或棒强压而不揉，重点穴心、交感、内分泌压6～10分钟，其他穴压3～5分钟，体穴压8～10分钟。以1个月为1疗程，可压4～6个疗程。配自下而上捏脊。

愈后，长期保健按摩。

2007年11月19日

×形法综合治疗心绞痛

治疗心绞痛取穴要领：（1）耳穴：心、交感、神门、皮质下、肾；（2）手穴：心点、三焦点、神门、头顶点、肾点、中冲、太渊、心慌绞痛点；（3）×形体穴：双内关配双复溜或两臂、两腿内侧上部压痛取高升点。

按摩要领：用牙签圆头或小棒强压耳穴指穴而不揉，体穴用指或棒强压而不揉，重点穴心、交感压6～10分钟，其他穴压3～5分钟，体穴压8～10分钟。慢性病以1个月为1疗程，可压4～6个疗程。配自下而上捏脊。

愈后，长期保健按摩。

2007年11月20日

×形法综合治疗心律不齐

治疗心律不齐取穴要领：（1）耳穴：心、交感、神门、皮质下、小肠；（2）手穴：心点、三焦点、神门、头顶点、小肠点、肝点、脾点、肾点；（3）×形体穴：双内关配双复溜或两臂、两腿内侧上部压痛取高升点。

按摩要领：用牙签圆头或小棒强压耳穴指穴而不揉，体穴用指或棒强压而不揉，重点穴心、交感、皮质下压6～10分钟，其他穴压3～5分钟，体穴压8～10分钟。以1个月为1疗程，可压4～6个疗程。配自下而上捏脊。

愈后，长期坚持保健按摩。

2007年11月21日

×形法综合治疗肥大性心脏病

治疗肥大性心脏病取穴要领：（1）耳穴：心、神门、皮质下、内分泌、交感、小肠；（2）手穴：心点、神门、头顶点、三焦点、小肠点、脑点；（3）×形体穴：双涌泉配双内劳宫或两臂、两腿内侧上部压痛取高升点。

按摩要领：用牙签圆头或小棒强压耳穴指穴而不揉，体穴用指或棒强压而不揉，重点穴心、皮质下、内分泌压 6～10 分钟，其他穴压 3～5 分钟，体穴压 8～10 分钟，以 1 个月为 1 疗程，可压 4～6 个疗程。配自下而上捏脊。

愈后，长期保健按摩。此病顽固，但坚持下去，就是胜利，信心与勇气是成功之桥。

2007 年 11 月 22 日

×形法综合治疗脉管炎

治疗脉管炎取穴要领：（1）耳穴：心、交感、肾、内分泌、枕、膈、相应部位；（2）手穴：心点、肾点、三焦点、后头点、膈、脑点、相应部位；（3）×形体穴：双天井配双阳陵泉或两臂、两腿内侧上部压痛取高升点。

按摩要领：用牙签圆头或小棒强压耳穴指穴而不揉，体穴用指或棒强压而不揉，重点穴相应部位、心、交感压 6～10 分钟，其他穴压 3～5 分钟，体穴压 8～10 分钟。以 1 个月为 1 疗程，可压 4～6 个疗程。配自下而上捏脊。

愈后，长期保健按摩。此病顽固而痛苦异常，有毅力者能得胜利。

2007年11月23日

×形法综合治疗血小板减少症

治疗血小板减少取穴要领：（1）耳穴：脾、肝、心、肾、内分泌、枕、膈、交感；（2）手穴：脾点、肝点、心点、肾点、后头点、膈、三焦点；（3）×形体穴：双间使配双三阴交或两臂、两腿内侧上部取高升点。

按摩要领：用牙签圆头或小棒强压耳穴指穴而不揉，体穴用指或棒强压而不揉，重点穴脾、肝、肾压6～10分钟，其他穴压3～5分钟，体穴压8～10分钟。以1个月为1疗程，可压4～6个疗程。配自下而上捏脊。

本病忌外伤出血，难以止血，故此病要加强防护，注意安全。

2007年11月24日

×形法综合治疗白血球减少症

治疗白血球减少取穴要领：（1）耳穴：肝、脾、心、肾、内分泌、枕、膈、交感、脑点；（2）手穴：肝点、脾点、心点、肾点、后头点、膈、三焦点、脑点；（3）×形体穴：双间使配双三阴交或两臂、两腿内侧上部压痛取高升点。

按摩要领：用牙签圆头或小棒强压耳穴指穴而不揉、体穴用指或棒强压而不揉，重点穴肝、肾、脾、脑点压6～10分钟，其他穴压3～5分钟，体穴压8～10分钟。以1个月为1疗程，可压4～6个疗程。配自下而上捏脊。

长期保健按摩。

×形法综合治疗再生障碍性贫血

治疗再生障碍性贫血取穴要领：(1) 耳穴：肾、肝、脾、交感、内分泌、脑点、心、膈； (2) 手穴：肾点、肝点、脾点、三焦、脑点、心、膈；(3) ×形体穴：双手三里配双足三里或两臂、两腿内侧上部压痛取高升点。

按摩要领：用牙签圆头或小棒强压耳穴指穴而不揉，体穴用指或棒强压而不揉，重点穴肾、脑点压6～10分钟，其他穴压3～5分钟，体穴压8～10分钟。以1个月为1疗程，可压4～6个疗程。配自下而上捏脊。

愈后长期保健按摩，本病顽固，坚持到底，能得成功。

2007年11月26日

×形法综合治疗头痛头昏

治疗头痛头昏取穴要领：(1) 耳穴：枕、额、神门、皮质下、枕小神经；(2) 手穴：后头点、前头点、偏头点、神门、头顶点、心点、肾点；(3) ×形体穴：双合谷配双太冲或两脚、两手背压痛取高升点。

按摩要领：用牙签圆头或小棒强压耳穴指穴而不揉，体穴用指或棒强压而不揉，重点穴据头痛头昏部位而定，如前头痛以额（前头点）为重点，余则依此类推，重点穴压6～10分钟，其他穴压3～5分钟，体穴压8～10分钟。慢性病以1个月为1疗程，可压3～5个疗程。配自下而上捏脊。

头痛头昏常有其他病因，需诊断明白，而后对症施治，乃可根治。

2007年11月27日

×形法综合治疗失眠

治疗失眠取穴要领：（1）耳穴：神门、肾、枕、心、皮质下、肝；（2）手穴：神门、肾点、后头点、心点、头顶点、肝点；（3）×形体穴：双内关配双三阴交或两脚、两手背压痛取高升点。

按摩要领：用牙签圆头或小棒强压耳穴指穴而不揉，体穴用指或棒强压而不揉，重点穴心、肾、肝压6～10分钟，其他穴压3～5分钟，体穴压8～10分钟。以1个月为1疗程，可压4～6个疗程。配自下而上捏脊。

本病需患者保持最宝贵的平常心，方可避免反复。反复则比较难治，切记！

2007年11月28日

×形法综合治疗多梦

治疗多梦取穴要领：（1）耳穴：心、肾、神门、枕、胃、皮质下、肝；（2）手穴：心点、肾点、神门、后头点、胃肠点、头顶点、肝点；（3）×形体穴：双神门配双昆仑或双内关双三阴交。

按摩要领：用牙签圆头或小棒强压耳穴指穴而不揉，体穴用指或棒强

压而不揉，重点穴心、肾、肝压 6～10 分钟，其他穴压 3～5 分钟，体穴压 8～10 分钟。以 1 个月为 1 疗程，可压 4～6 个疗程。配自下而上捏脊。

本病需患者保持宝贵的平常心，保持轻松愉快的好心情，对治好本病自有良效。

2007 年 11 月 29 日

×形法治疗偏头痛

治疗偏头痛取穴要领：(1) 耳穴：太阳、枕小神经、神门、肾、皮质下；(2) 手穴：偏头点，神门、肾点、头顶点、后头点；(3) ×形体穴：双天井配双阳陵泉或两手、两脚背压痛取高升点。

按摩要领：用牙签圆头或小棒强压耳穴指穴而不揉，体穴用指或棒强压而不揉，重点穴太阳（偏头点）、神门压 6～10 分钟，其他穴压 3～5 分钟，体穴压 8～10 分钟。慢性病以 1 个月为 1 疗程，可压 3～5 个疗程。配自下而上捏脊。

本病顽固，坚持下去，就是胜利。

2007 年 11 月 30 日

×形法综合治疗三叉神经痛

治疗三叉神经痛取穴要领：(1) 耳穴：面颊、上颌、下颌、神门、枕、外耳、枕小神经；(2) 手穴：后头点、上颌、下颌、耳$_1$、耳$_2$、头顶点、偏头点、前头点；(3) ×形体穴：双涌泉配双内劳宫或两手、两脚背压痛取高升点。

按摩要领：用牙签圆头或小棒强压耳穴指穴而不揉，体穴用指或棒强压而不揉，重点穴上颌、下颌、面颊压 6～10 分钟，其他穴压 3～5 分钟，体穴压 8～10 分钟。以 1 个月为 1 疗程，可压 4～6 个疗程。配自下而上捏脊。

本病顽固，但双涌泉配双内劳宫对治此病特效。

2007 年 12 月 1 日

×形法综合治疗面神经麻痹

治疗面神经麻痹取穴要领：(1) 耳穴：面颊、枕小神经、眼、口、皮质下、枕、肝；(2) 手穴：面颊、上颌、下颌、口、眼、肝点、头顶点、后头点；(3) ×形体穴：双列缺配双商丘或双脚、双手背压痛取高升点。

按摩要领：用牙签圆头或小棒强压耳穴指穴而不揉，体穴用指或棒强压而不揉，重点穴颊，皮质下压 6～10 分钟，其他穴压 3～5 分钟，体穴压 8～10 分钟。以 1 个月为 1 疗程，可压 4～6 个疗程。配自下而上捏脊。

本病顽固，贵在坚持压穴，可得胜利。

2007 年 12 月 2 日

×形法综合治疗肋间神经痛

治疗肋间神经痛取穴要领：(1) 耳穴：胸、枕、神门；(2) 手穴：胸、后头点、神门；(3) ×形体穴：两脚、两手背胸背点，穴在两脚、两手背三、四趾（指）本节后寸许处压痛取点。

按摩要领：用牙签圆头或小棒强压耳穴指穴而不揉，体穴用指或棒强压而不揉，重点穴胸背点、胸压 6～10 分钟，其他穴压 3～5 分钟。慢性病以 1 个月为 1 疗程，可压 3～5 个疗程。配自下而上捏脊。

愈后，重视保健按摩。

2007 年 12 月 3 日

×形法综合治疗坐骨神经痛

治疗坐骨神经痛取穴要领：(1) 耳穴：坐骨、神门、肾、臀；(2) 手穴：坐骨点、神门、肾点、后头点；(3) ×形体穴：取健侧肩后下高升点（离肩寸许处压痛取点）。

按摩要领：用牙签圆头或小棒强压耳穴指穴而不揉，体穴用指或棒强压而不揉，重点穴坐骨、神门压 6～10 分钟，其他穴压 3～5 分钟，体穴压 8～10 分钟。以 1 个月为 1 疗程，可压 3～5 个疗程。

本病顽固，愈后注意保健按摩。

2007 年 12 月 4 日

×形法综合治疗坐骨神经炎

治疗坐骨神经炎取穴要领：(1) 耳穴：坐骨、枕、肾、神门、肾上腺；(2) 手穴：坐骨点、神门、肾、后头点；(3) ×形体穴：依×形取

（健侧）肩后下高升点。

按摩要领：用牙签圆头或小棒强压耳穴指穴而不揉，体穴用指或棒强压而不揉，重点穴坐骨、肾上腺压 6～10 分钟，其他穴压 3～5 分钟，体穴压 8～10 分钟。以 1 个月为 1 疗程，可压 4～6 个疗程。配自下而上捏脊。

本病不同于坐骨神经痛，是因其有炎症，故更顽固而难治。愈后要长期保健按摩，以防复发，复发则难治。肩后下高升点是特效穴位。

2007 年 12 月 5 日

×形法综合治疗脑震荡后遗症

治疗脑震荡后遗症取穴要领：（1）耳穴：肾、脑干、枕、神门、额、皮质下、太阳、胃、枕小神经；（2）手穴：肾点、脑干、后头点、神门、前头点、头顶点、心点、胃肠点、偏头点；（3）×形体穴：双内劳宫配双涌泉或两脚、两手背压痛取高升点。

按摩要领：用牙签圆头或小棒强压耳穴指穴而不揉，体穴用指或棒强压而不揉，重点穴皮质下、脑干、枕、肾压 6～10 分钟，其他穴压 3～5 分钟，体穴压 8～10 分钟。以 1 个月为 1 疗程，可压 4～6 个疗程。配自下而上捏脊。

另可视其后遗症状，确定按摩重点。

×形法综合治疗脑膜炎后遗症

治疗脑膜炎后遗症取穴要领：(1) 耳穴：肾、脑干、枕、神门、皮质下、胃、心、枕小神经；(2) 手穴：肾点、脑干、后头点、神门、头顶点、胃肠点、心点、前头点、偏头点；(3) ×形体穴：双劳宫配双涌泉或双脚、双手背压痛取高升点。

按摩要领：用牙签圆头或小棒强压耳穴指穴而不揉，体穴用指或棒强压而不揉，重点穴肾、皮质下、脑干、脑点压6～10分钟，其他穴压3～5分钟，体穴压8～10分钟。以1个月为1疗程，可压4～6个疗程。配自下而上捏脊。

另可根据病情，而后确定按摩重点。

2007年12月7日

×形法综合治疗癫痫

治疗癫痫取穴要领：(1) 耳穴：心、神门、枕、胃、皮质下、脑干、交感、枕小神经；(2) 手穴：心点、神门、后头点、胃肠点、头顶头、脑干、三焦点；(3) ×形体穴：双合谷配双太冲或双脚、双手背压痛取高升点。

按摩要领：用牙签圆头或小棒强压耳穴指穴而不揉，体穴用指或棒强压而不揉，重点穴心、皮质下、脑干压6～10分钟，其他穴压3～5分钟，体穴压8～10分钟。以1个月为1疗程，可压4～6个疗程。配自下而上捏脊。

愈后，注意保健按摩。

◀ ◀◀ 2007年12月8日

×形法综合治疗神经衰弱

治疗神经衰弱取穴要领：（1）耳穴：心、肾、肝、神门、枕、胃、皮质下、交感；（2）手穴：心点、肾点、肝点、神门、后头点、头顶点、三焦点、胃肠点；（3）×形体穴：双间使配双三阴交或双臂、双腿前侧上部压痛取高升点。

按摩要领：用牙签圆头或小棒强压耳穴指穴而不揉，体穴用指或棒强压而不揉，重点穴心、肾、肝、皮质下压6～10分钟，其他穴压3～5分钟，体穴压8～10分钟。以1个月为1疗程，可压4～6个疗程。配自下而上捏脊。

愈后，注意长期保健按摩。

◀ ◀◀ 2007年12月9日

×形法综合治疗癔症

治疗癔症取穴要领：（1）耳穴：心、肾、神门、枕、胃、脑干、皮质下、交感；（2）手穴：心点、肾点、神门、后头点、胃肠点、脑干、头顶点、三焦点；（3）×形体穴：双合谷配双太冲或两臂、两腿前侧上部压痛取高升点。

按摩要领：用牙签圆头或小棒强压耳穴指穴而不揉，体穴用指或棒强压而不揉，重点穴心、肾、皮质下压 6～10 分钟，其他穴压 3～5 分钟，体穴压 8～10 分钟。以 1 个月为 1 疗程，可压 4～6 个疗程。配自下而上捏脊。

保持宝贵的平常心。

2007 年 12 月 10 日

×形法综合治疗精神分裂症

治疗精神分裂症取穴要领：(1) 耳穴：肾、心、肝、神门、枕、胃、脑干、皮质下、枕小神经；(2) 手穴：肾点、心点、肝点、神门、后头点、胃肠点、脑干、头顶点；(3) ×形体穴：双合谷配双太冲。

按摩要领：用牙签圆头或小棒强压耳穴指穴而不揉，体穴用指或棒强压而不揉，重点穴心、肾、肝压 6～10 分钟，其他穴压 3～5 分钟，体穴压 8～10 分钟。以 1 个月为 1 疗程，可压 4～6 个疗程。配自下而上捏脊。

愈后，注意长期保健按摩。

2007 年 12 月 11 日

×形法综合治疗癔病性瘫痪

治疗癔病性瘫痪取穴要领：(1) 耳穴：皮质下、神门、枕、心、相应部位；(2) 手穴：头顶点、神门、后头点、心点、相应部位；(3) ×形体穴：双天井配双阳陵泉或两臂、两腿内侧上部压痛取高升点。

按摩要领：用牙签圆头或小棒强压耳穴指穴而不揉，体穴用指或棒强压而不揉，重点穴皮质下、相应部位压6～10分钟，其他穴压3～5分钟，体穴压8～10分钟。以1个月为1疗程，可压3～5个疗程。配自下而上捏脊。

愈后，注意保健按摩。

2007年12月12日

×形法综合治疗癔病性失语

治疗癔病性失语取穴要领：(1) 耳穴：心、肾、脑点、枕、神门、皮质下；(2) 手穴：心点、肾点、脑点、后头点、神门、头顶点、肝点；(3) ×形体穴：双劳宫配双涌泉或双脚、双手背压痛取高升点。

按摩要领：用牙签圆头或小棒强压耳穴指穴而不揉，体穴用指或棒强压而不揉，重点穴心、肾、皮质下压6～10分钟，其他穴压3～5分钟，体穴压8～10分钟。以1个月为1疗程，可压4～6个疗程。配自下而上捏脊。

愈后，长期保健按摩。营造温暖小环境，使其身心快乐，保持宝贵平常心。

2007年12月13日

×形法综合治疗面神经痉挛

治疗面神经痉挛取穴要领：(1) 耳穴：面颊、神门、皮质下、太阳、肝、枕小神经；(2) 手穴：上颌、下颌、神门、头顶点、偏头点、肝点、中渚；(3) ×形体穴：双劳宫配双涌泉或双脚、双手背压痛取高升点。

按摩要领：用牙签圆头或小棒强压耳穴指穴而不揉，体穴用指或棒强压而不揉，重点穴面颊、神门压6～10分钟，其他穴压3～5分钟，体穴压8～10分钟。以1个月为1疗程，可压3～5个疗程。配自下而上捏脊。

愈后，注意长期保健按摩。

2007年12月14日

×形法综合治疗休克

休克应送医院急救，本法是在医护人员未到达时应急施用。

取穴要领：(1) 耳穴：肾上腺、枕、心、脑点、皮质下；(2) 手穴：后头点、心、脑点、头顶点；(3) ×形体穴：双内关配人中。

按摩要领：用牙签圆头或小棒强压耳穴指穴而不揉，体穴用指或棒强压而不揉，重点穴心、肾上腺压6～10分钟，其他穴压3～5分钟，体穴压8～10分钟。

愈后，应查明病因，对症按摩治疗。

×形法综合治疗神经性多饮

治疗神经性多饮取穴要领：（1）耳穴：内分泌、皮质下、神门、肾、渴点、脑点；（2）手穴：头顶点、神门、肾点、脑点；（3）×形体穴：双太渊配双公孙。

按摩要领：用牙签圆头或小棒强压耳穴指穴而不揉，体穴用指或棒强压而不揉，重点穴皮质下、脑点压6～10分钟，其他穴压3～5分钟，体穴压8～10分钟。以1个月为1疗程，可压3～5个疗程。配自下而上捏脊。

愈后，注意长期保健按摩，保持宝贵的平常心。

2007年12月16日

×形法综合治疗小儿麻痹后遗症

治疗小儿麻痹后遗症取穴要领：（1）耳穴：相应部位、神门、肾上腺、内分泌、皮质下、枕；（2）手穴：相应部位、神门、头顶点、后头点、心点、肾点、肝点；（3）×形体穴：双支沟配双悬钟或两腿、两臂内侧上部压痛取高升点。

按摩要领：用牙签圆头或小棒强压耳穴指穴而不揉，体穴用指或棒强压而不揉，重点穴相应部位、肾上腺、皮质下压6～10分钟，其他穴压3～5分钟，体穴压8～10分钟。以1个月为1疗程，可压4～6个疗程。配自下而上捏脊。

2007年12月17日

×形法综合治疗多汗症

治疗多汗症取穴要领：（1）耳穴：肺、交感、内分泌、枕、肾上腺；（2）手穴：肺点、三焦点、后头点、大肠点、脾点、肾点、头顶点；（3）×形体穴：双涌泉配双内劳宫。

按摩要领：用牙签圆头或小棒强压耳穴指穴而不揉，体穴用指或棒强压而不揉，重点穴肺、交感压6～10分钟，其他穴压3～5分钟，体穴压8～10分钟。以1个月为1疗程，可压3～5个疗程。配自下而上捏脊。

2007年12月18日

×形法综合治疗中暑

治疗中暑取穴要领：（1）耳穴：心、枕、皮质下、肾上腺、枕小神经；（2）手穴：心点、后头点、头顶点、肾点、三焦点；（3）×形体穴：双涌泉配双劳宫。

按摩要领：用牙签圆头或小棒强压耳穴指穴而不揉，体穴用指或棒强压而不揉，重点穴心、皮质下压6～10分钟，其他穴压3～5分钟，体穴压8～10分钟。严重者应送医院急救，本法只适用于一般中暑现象，切不可大意而误治疗时机。

×形法综合治疗大脑发育不全

治疗大脑发育不全取穴要领：(1) 耳穴：肾、枕、额、内分泌、皮质下、脑干、神门、脑点；(3) 手穴：肾点、后头点、前头点、头顶点、脑干、神门、脑点；(3) ×形体穴：双涌泉配双劳宫。

按摩要领：用牙签圆头或小棒强压耳穴指穴而不揉，体穴用指或棒强压而不揉，重点穴肾、皮质下、脑点压6～10分钟，其他穴压3～5分钟，体穴压8～10分钟。以1个月为1疗程，可压4～6个疗程或不分疗程，长期按压。愈后，长期保健按摩，自下而上捏脊。

2007年12月20日

×形法综合治疗麻醉后遗症

治疗麻醉后遗症取穴要领：(1) 耳穴：相应部位、神门、皮质下；(2) 手穴：相应部位、神门、头顶点；(3) ×形体穴：双间使配双三阴交。

按摩要领：用牙签圆头或小棒强压耳穴指穴而不揉，体穴用指或棒强压而不揉，重点穴相应部位、皮质下压6～10分钟，其他穴压3～5分钟，体穴压8～10分钟。愈后，可做2～3周保健按摩。

×形法综合治疗侏儒症

治疗侏儒症取穴要领：(1) 耳穴：肾、内分泌、脑点、男睾丸、女卵巢；(2) 手穴：肾、脑点、外生殖器；(3) ×形体穴：双劳宫配双涌泉。

按摩要领：用牙签圆头或小棒强压耳穴指穴而不揉，体穴用指或棒强压而不揉，重点穴肾、脑点压6～10分钟，其他穴压3～5分钟，体穴压8～10分钟。以1个月为1疗程，可压4～6个疗程或不分疗程，长期压穴治疗与保健按摩。

2007年12月22日

×形法综合治疗脑功能失调

治疗脑功能失调取穴要领：(1) 耳穴：脑干、肾、枕、颈椎、神门；(2) 手穴：脑干、肾、后头点、颈项点、神门、头顶点；(3) ×形体穴：双合谷配双太冲。

按摩要领：用牙签圆头或小棒强压耳穴指穴而不揉，体穴用指或棒强压而不揉，重点穴脑干、肾压6～10分钟，其他穴压3～5分钟，体穴压8～10分钟。以1个月为1疗程，可压4～6个疗程。配自下而上捏脊。

愈后，坚持长期保健按摩。

×形法综合治疗尿急

治疗尿急取穴要领：（1）耳穴：膀胱、肾、神门、尿道、皮质下；（2）手穴：肾点、命门点、神门、头顶点、后头点、肺点、脑点、肝点；（3）×形体穴：双列缺配双商丘。

按摩要领：用牙签圆头或小棒强压耳穴指穴而不揉，体穴用指或棒强压而不揉，重点穴肾、膀胱压6～10分钟，其他穴压3～5分钟，体穴压8～10分钟。慢性病以1个月为1疗程，可压3～5个疗程。配自下而上捏脊。

愈后，坚持长期保健按摩。

2007年12月24日

×形法综合治疗尿频

治疗尿频取穴要领：（1）耳穴：膀胱、肾、神门、尿道；（3）手穴：肾点、命门点、头顶点、后头点、肺点、肝点；（3）×形体穴：双列缺配双商丘或两脚、两手背四、五趾（指）后压痛取高升点。

按摩要领：用牙签圆头或小棒强压耳穴指穴而不揉，体穴用指或棒强压而不揉，重点穴肾、膀胱压6～10分钟，其他穴压3～5分钟，体穴压8～10分钟。以1个月为1疗程，可压3～5个疗程。配自下而上捏脊。

愈后，长期坚持保健按摩。

×形法综合治疗尿潴留

治疗尿潴留取穴要领：(1) 耳穴：肾、膀胱、交感、外生殖器、皮质下；(2) 手穴：肾、命门点、头顶点、后头点、肺点、心点、肝点、脾点；(3) ×形体穴：双尺泽配双阴陵泉或双脚、双手背压痛取高升点。

按摩要领：用牙签圆头或小棒强压耳穴指穴而不揉，体穴用指或棒强压而不揉，重点穴肾、膀胱、交感压穴 6～10 分钟，其他穴压 3～5 分钟，体穴压 8～10 分钟。慢性病以 1 个月为 1 疗程，可压 3～5 个疗程。配自下而上捏脊。

2007年12月26日

×形法综合治疗遗尿症

治疗遗尿症取穴要领：(1) 耳穴：膀胱、支点、兴奋点、枕、肾、脑点；(2) 手穴：肾点、命门点、头顶点、后头点、心点、脑点；(3) ×形体穴：双列缺配双商丘或双脚、双手背压痛取高升点。

按摩要领：用牙签用圆头或小棒强压耳穴指穴而不揉，体穴用指或棒强压而不揉，重点穴膀胱、兴奋点（与皮质下同穴，但需向耳垂方向直压）压 6～10 分钟，其他穴压 3～5 分钟，体穴压 8～10 分钟。以 1 个月为 1 疗程，可压 3～5 个疗程。配自下而上捏脊。

×形法综合治疗膀胱炎

治疗膀胱炎取穴要领：(1) 耳穴：膀胱、肾、交感、枕、肾上腺、神门；(2) 手穴：肾点、命门点、头顶点、后头点、神门、心点、肺点、肝点、脾点； (3) ×形体穴：双内关配双复溜或两脚、两手指压痛取高升点。

按摩要领：用牙签圆头或小棒强压耳穴指穴而不揉，体穴用指或棒强压而不揉，重点穴膀胱、肾、交感压6～10分钟，其他穴压3～5分钟，体穴压8～10分钟。慢性病以1个月为1疗程，可压3～5个疗程。配自下而上捏脊。

2007年12月28日

×形法综合治疗肾盂肾炎

治疗肾盂肾炎取穴要领：(1) 耳穴：肾、膀胱、交感、肝、内分泌、肾上腺、脾；(2) 手穴：肾点、命门点、肝点、脾点、头顶点、后头点；(3) ×形体穴：双曲池配双曲泉或双手、双脚背压痛取高升点。

按摩要领：用牙签圆头或小棒强压耳穴指穴而不揉，体穴用指或棒强压而不揉，重点穴肾、膀胱、交感压6～10分钟，其他穴压3～5分钟，体穴压8～10分钟。慢性病以1个月为1疗程，可压3～5个疗程。配自下而上捏脊。

2007年12月29日

×形法综合治疗输尿管结石

治疗输尿管结石取穴要领：(1) 耳穴：输尿管、肾、交感、皮质下、膀胱、神门；(2) 手穴：输尿管、肾点、命门点、头顶点、后头点、神门；(3) ×形体穴：双内关配双复溜或双脚、双手背压痛取高升点。

按摩要领：用牙签圆头或小棒强压耳穴指穴而不揉，体穴用指或棒强压而不揉，重点穴输尿管、交感、皮质下压6～10分钟，其他穴压3～5分钟，体穴压8～10分钟。慢性病以1个月为1疗程，可压3～5个疗程。配自下而上捏脊。

2007年12月30日

×形法综合治疗急慢性肾炎

治疗急慢性肾炎取穴要领：(1) 耳穴：肾、膀胱、交感、肝、内分泌、肾上腺、脾、神门；(2) 手穴：肾点、命门点、三焦点、肝点、脾点、肺点、神门点、心点；(3) ×形体穴：双内关配双复溜或双脚、双手背压痛取高升点。

按摩要领：用牙签圆头或小棒强压耳穴指穴而不揉，体穴用指或棒强压而不揉，重点穴肾、交感、膀胱压6～10分钟，其他穴压3～5分钟，体穴压8～10分钟。慢性病以1个月为1疗程，可压4～6个疗程。配自下而上捏脊。

×形法综合治疗阳痿

治疗阳痿取穴要领：（1）耳穴：子宫、外生殖器、睾丸、内分泌、肾、皮质下；（2）手穴：子宫、外生殖器、肾点、命门点、头顶点、后头点、肺点、肝点、脾点、心点；（3）×形体穴：双涌泉配双劳宫、指压神阙。

按摩要领：用牙签圆头或小棒强压耳穴指穴而不揉，体穴用指或棒强压而不揉，重点穴子宫、睾丸、外生殖器压6～10分钟，其他穴压3～5分钟，体穴压8～10分钟。以1个月为1疗程，可压4～6个疗程。配自下而上捏脊。

[2008]

周氏养生保健手书集萃

2008年1月1日

×形法综合治疗睾丸炎

治疗睾丸炎取穴要领：(1) 耳穴：睾丸、内分泌、神门、肾上腺、子宫、外生殖器；(2) 手穴：子宫、神门、外生殖器、生殖腺、肾点、头顶点、后头点；(3) ×形体穴：双间使配双三阴交或两脚、两手背压痛取高升点。

按摩要领：用牙签圆头或小棒强压耳穴指穴而不揉，重点穴睾丸、内分泌压6～10分钟，其他穴压3～5分钟。体穴用指或棒强压而不揉，压8～10分钟。慢性病以1个月为1疗程，可压3～5个疗程。配自下而上捏脊。

2008年1月2日

×形法综合治疗副睾炎

治疗副睾炎取穴要领：(1) 耳穴：睾丸、内分泌、神门、肾上腺、外生殖器、股关、子宫；(2) 手穴：子宫、神门、外生殖器、头顶点、后头点、会阴点、股关节；(3) ×形体穴：双内关配双复溜或两脚、两手背压痛取高升点。

按摩要领：用牙签圆头或小棒强压耳穴指穴而不揉，体穴用指或棒强压而不揉，重点穴睾丸、肾上腺压6～10分钟，其他穴压3～5分钟，体穴压8～10分钟。以1个月为1疗程，可压3～5个疗程。配自下而上捏脊。

2008年1月3日

×形法综合治疗早泄

治疗早泄取穴要领：(1) 耳穴：子宫、外生殖器、睾丸、内分泌、神门、肾；(2) 手穴：子宫、外生殖器、神门、头顶点、后头点、肾点、肝点；(3) ×形体穴：双间使配双三阴交或双脚、双手背压痛取相应高升点。

按摩要领：用牙签圆头或小棒强压耳穴指穴而不揉，体穴用指或棒强压而不揉，重点穴子宫、睾丸压6～10分钟，其他穴压3～5分钟，体穴压8～10分钟。以1个月为1疗程，可压3～5个疗程。配自下而上捏脊。

2008年1月4日

×形法综合治疗前列腺炎

治疗前列腺炎取穴要领：(1) 耳穴：前列腺、膀胱、内分泌、肾上腺、盆腔；(2) 手穴：列缺、肾点、命门点、膀胱、前列腺、股关节；(3) ×形体穴：双列缺配双女福穴。

按摩要领：用牙签圆头或小棒强压耳穴指穴而不揉，体穴用指或棒强压而不揉，重点穴前列腺、肾上腺压6～10分钟，其他穴压3～5分钟，体穴压8～10分钟。以1个月为1疗程，可压3～5个疗程。配自下而上捏脊。

愈后，注意保健按摩。

2008年1月5日

×形法综合治疗漏尿

治疗漏尿取穴要领：（1）耳穴：膀胱、尿道、皮质下、脾、肝、神门；（2）手穴：膀胱、尿道、头顶点、脾点、肝点、神门；（3）×形体穴：双列缺配双商丘或双脚、双手背压痛取相应高升点。

按摩要领：用牙签圆头或小棒强压耳穴指穴而不揉，体穴用指或棒强压而不揉，重点穴膀胱、尿道、皮质下压6～10分钟，其他穴压3～5分钟，体穴压8～10分钟。以1个月为1疗程，可压3～5个疗程。配自下而上捏脊。

2008年1月6日

×形法综合治疗附件炎

治疗附件炎取穴要领：（1）耳穴：卵巢、内分泌、子宫、神门；（2）手穴：子宫、神门、肾点、命门点、头顶点、后头点、列缺；（3）×形体穴：双间使配双三阴交或两脚、两手背压痛取相应高升点。

按摩要领：用牙签圆头或小棒强压耳穴指穴而不揉，体穴用指或棒强压而不揉，重点穴卵巢、内分泌压6～10分钟，其他穴压3～5分钟，体穴压8～10分钟。以1个月为1疗程，可压3～5个疗程。配自下而上捏脊。

2008年1月7日

×形法综合治疗子宫内膜炎

治疗子宫内膜炎取穴要领：（1）耳穴：子宫、卵巢、内分泌、肾上腺、肺、外生殖器；（2）手穴：子宫、肾点、命门点、头顶点、后头点、肺点、大肠点、外生殖器；（3）×形体穴：双间使配双三阴交或双脚、双手背压痛取相应高升点。

按摩要领：用牙签圆头或小棒强压耳穴指穴而不揉，体穴用指或棒强压而不揉，重点穴子宫、内分泌、肾上腺压6～10分钟，其他穴压3～5分钟，体穴压8～10分钟。以1个月为1疗程，可压3～5个疗程。配自下而上捏脊。

2008年1月8日

×形法综合治疗子宫出血

治疗子宫出血取穴要领：（1）耳穴：子宫、肾、肝、膈、神门、脑点；（2）手穴：子宫、肾点、肝点、脾点、神门、脑点、鱼际、头顶点、后头点；（3）×形体穴：双劳宫配双涌泉或双脚、双手背压痛取高升点。

按摩要领：用牙签圆头或小棒强压耳穴指穴而不揉，体穴用指或棒强压而不揉，重点穴子宫、膈、脑点压6～10分钟，其他穴压3～5分钟，体穴压8～10分钟。慢性病以1个月为1疗程，可压3～5个疗程。配自下而上捏脊。

2008年1月9日

×形法综合治疗子宫下垂

治疗子宫下垂取穴要领：（1）耳穴：子宫、神门、皮质下、交感、外生殖器；（2）手穴：子宫、神门、头顶点、三焦点、外生殖器、肾点、肝点、脾点、心点、肺点；（3）×形体穴：双大陵配双照海或两脚、两手背压痛取高升点。

按摩要领：用牙签圆头或小棒强压耳穴指穴而不揉，体穴用指或棒强压而不揉，重点穴子宫、皮质下压6～10分钟，其他穴压3～5分钟，体穴压8～10分钟。以1个月为1疗程，可压4～6个疗程。配自下而上捏脊与指压脐眼。

2008年1月10日

×形法综合治疗痛经

治疗痛经取穴要领：（1）耳穴：子宫、交感、神门、内分泌、肾、皮质下；（2）手穴：子宫、肾点、命门点、三焦点、肝点、后头点、头顶点、脑点；（3）×形体穴：双女福穴配双手相应点。

按摩要领：用牙签圆头或小棒强压耳穴指穴而不揉，体穴用指或棒强压而不揉，重点穴子宫、交感压6～10分钟，其他穴压3～5分钟，体穴压8～10分钟。以1个月为1疗程，可压3～5个疗程。配自下而上捏脊。

×形法综合治疗月经不调

治疗月经不调取穴要领：(1) 耳穴：子宫、卵巢、内分泌、肾、肾上腺；(2) 手穴：子宫、肾点、命门点、三焦点、肝点、头顶点、后头点；(3) ×形体穴：双间使配双三阴交或双脚、双手背压痛取相应高升点。

按摩要领：用牙签圆头或小棒强压耳穴指穴而不揉，体穴用指或棒强压而不揉，重点穴子宫、卵巢、内分泌压6～10分钟，其他穴压3～5分钟，体穴压8～10分钟。以1个月为1疗程，可压3～5个疗程。配自下而上捏脊。

2008年1月12日

×形法综合治疗闭经

治疗闭经取穴要领：(1) 耳穴：子宫、卵巢、内分泌、肾、肾上腺、肝；(2) 手穴：子宫、肾点、命门点、三焦点、肝点、头顶点、后头点；(3) ×形体穴：双间使配双三阴交或双脚、双手背压痛取相应高升点。

按摩要领：用牙签圆头或小棒强压耳穴指穴而不揉，体穴用指或棒强压而不揉，重点穴子宫、卵巢、内分泌压6～10分钟，其他穴压3～5分钟，体穴压8～10分钟。以1个月为1疗程，可压3～5个疗程。配自下而上捏脊。

×形法综合治疗带下症

治疗带下症取穴要领：(1) 耳穴：子宫、卵巢、内分泌、神门；(2) 手穴：子宫、神门、肾点、命门点、头顶点、后头点；(3) ×形体穴：双间使配双三阴交或双脚、双手背压痛取相应高升点。

按摩要领：用牙签圆头或小棒强压耳穴指穴而不揉，体穴用指或棒强压而不揉，重点穴子宫，卵巢、内分泌压6～10分钟，其他穴压3～5分钟，体穴压8～10分钟。以1个月为1疗程，可压3～5个疗程。配自下而上捏脊。

2008年1月14日

×形法综合治疗产后宫缩痛

治疗产后宫缩痛取穴要领：(1) 耳穴：子宫、交感、神门、脾、皮质下；(2) 手穴：子宫、三焦点、头顶点、后头点、脾点；(3) ×形体穴：双女福穴配双手相应点。

按摩要领：用牙签圆头或小棒强压耳穴指穴而不揉，体穴用指或棒强压而不揉，重点穴子宫、交感压6～10分钟，其他穴压3～5分钟，体穴压8～10分钟。愈后注意保健。

压女福穴2～3周有助于产后康复。

×形治疗尿崩症

治疗尿崩症取穴要领：(1) 耳穴：脑点、内分泌、交感、神门、肾、膀胱；(2) 手穴：脑点、肾点、命门点、头顶点、后头点、三焦点；(3) ×形体穴：双列缺配双商丘或两脚、两手背压痛取相应高升点。

按摩要领：用牙签圆头或小棒强压耳穴指穴而不揉，体穴用指或棒强压而不揉，重点穴脑点。内分泌压6～10分钟，其他穴压3～5分钟，体穴压8～10分钟。以1个月为1疗程，可压3～5个疗程。配自下而上捏脊。

2008年1月16日

×形法综合治疗肾病综合征

治疗肾病综合征取穴要领：(1) 耳穴：膀胱、肾、交感、神门、腹水；(2) 手穴：肾点、命门点、三焦点、头顶点、后头点、神门；(3) ×形体穴：双尺泽配双阴陵泉或双脚、双手背压痛取相应高升点。

按摩要领：用牙签圆头或小棒强压耳穴指穴而不揉，体穴用指或棒强压而不揉，重点穴肾、膀胱、交感压6～10分钟，其他穴压3～5分钟，体穴压8～10分钟。以1个月为1疗程，可压4～6个疗程。配自下而上捏脊。

×形法综合治疗中毒性肾功能衰竭

治疗中毒性肾功能衰竭取穴要领：（1）耳穴：肾、膀胱、交感、神门、肾上腺、枕；（2）手穴：肾点、命门点、三焦点、神门、后头点、头顶点、肝点、脑点；（3）×形体穴：双尺泽配双阴陵泉或两脚、两手背压痛取相应高升点。

按摩要领：用牙签圆头或小棒强压耳穴指穴而不揉，体穴用指或棒强压而不揉，重点穴肾、膀胱、交感压 6～10 分钟，其他穴压 3～5 分钟，体穴压 8～10 分钟。以 1 个月为 1 疗程，可压 4～6 个疗程。配自下而上捏脊。

2008 年 1 月 18 日

×形法综合治疗肾结石（慢性）

治疗肾结石取穴要领：（1）耳穴：肾、输尿管、交感、神门、皮质下；（2）手穴：肾点、命门点、输尿管、三焦点、神门、头顶点、后头点；（3）×形体穴：双尺泽配双阴陵泉或双脚、双手背压痛取相应高升点。

按摩要领：用牙签圆头或小棒强压耳穴指穴而不揉，体穴用指或棒强压而不揉，重点穴肾、输尿管、交感压 6～10 分钟，其他穴压 3～5 分钟，体穴压 8～10 分钟。以 1 个月为 1 疗程，可压 3～5 个疗程。配自下而上捏脊。

×形法综合治疗梅毒性膀胱炎

治疗梅毒性膀胱炎取穴要领：（1）耳穴：肾、膀胱、交感、神门；（2）手穴：肾点、命门点、三焦点、头顶点、后头点；（3）×形体穴：双劳宫配双涌泉或双脚、双手背压痛取相应高升点。

按摩要领：用牙签圆头或小棒强压耳穴指穴而不揉，体穴用指或棒强压而不揉，重点穴膀胱、交感压 6～10 分钟，其他穴压 3～5 分钟，体穴压 8～10 分钟。慢性病以 1 个月为 1 疗程，可压 3～5 个疗程。配自下而上捏脊。

×形法综合治疗慢性盆腔炎

治疗慢性盆腔炎取穴要领：（1）耳穴：盆腔、子宫、卵巢、内分泌；（2）手穴：盆腔、子宫、股关节、淋巴结、肾点、命门点；（3）×形体穴：双女福穴配双三阴交。

按摩要领：用牙签圆头或小棒强压耳穴指穴而不揉，体穴用指或棒强压而不揉，重点穴盆腔、内分泌压 6～10 分钟，其他穴压 3～5 分钟，体穴压 8～10 分钟。以 1 个月为 1 疗程，可压 4～6 个疗程。配自下而上捏脊。

愈后，注意保健。

2008 年 1 月 21 日

×形法综合治疗阴部痛痒症

治疗阴部痛痒症取穴要领：（1）耳穴：外生殖器、神门、肺、内分泌、枕、肾上腺；（2）手穴：外生殖器、肺点、后头点、头顶点、肾点、命门点；(3) ×形体穴：双女福穴配双三阴交。

按摩要领：用牙签圆头或小棒强压耳穴指穴而不揉，体穴用指或棒强压而不揉，重点穴外生殖器、肺压 6～10 分钟，其他穴压 3～5 分钟，体穴压 8～10 分钟。慢性病以 1 个月为 1 疗程，可压 3～5 个疗程。

2008 年 1 月 22 日

×形法综合治疗乳腺导管增生

治疗乳腺导管增生取穴要领：(1) 耳穴：乳腺、内分泌、脑点；(2) 手穴：胸点、脑点、头顶点、后头点；(3) ×形体穴：双下廉配双下巨虚或双臂、双腿前侧中部压痛取相应高升点。

按摩要领：用牙签圆头或小棒强压耳穴指穴而不揉，体穴用指或棒强压而不揉，重点穴乳腺、脑点压 6～10 分钟，其他穴压 3～5 分钟，体穴压 8～10 分钟。以 1 个月为 1 疗程，可压 3～5 个疗程。配自下而上捏脊。

2008年1月23日

×形法综合治疗乳腺囊肿

治疗乳腺囊肿取穴要领：（1）耳穴：乳腺、内分泌、枕、肾上腺；（2）手穴：胸、鱼际、头顶点、后头点、前头点；（3）×形体穴：双鱼际配双太白或两臂、两腿前侧中部压痛取相应高升点。

按摩要领：用牙签圆头或小棒强压耳穴指穴而不揉，体穴用指或棒强压而不揉，重点穴乳腺、内分泌压6～10分钟，其他穴压3～5分钟，体穴压8～10分钟。以1个月为1疗程，可压3～5个疗程。配自下而上捏脊。

2008年1月24日

×形法综合治疗内分泌紊乱

治疗内分泌紊乱取穴要领：（1）耳穴：内分泌、脑点、皮质下、肾、男取睾丸、女取卵巢；（2）手穴：脑点、头顶点、肾点、外生殖器、子宫、三焦点；（3）×形体穴：双间使配双三阴交或两手、两脚背压痛取相应高升点。

按摩要领：用牙签圆头或小棒强压耳穴指穴而不揉，体穴用指或棒强压而不揉，重点穴内分泌、脑点压6～10分钟，其他穴压3～5分钟，体穴压8～10分钟。以1个月为1疗程，可压3～5个疗程。配自下而上捏脊。

2008年1月25日

×形法综合治疗疟疾

治疗疟疾取穴要领：（1）耳穴：肝、皮质下、内分泌、肾上腺、枕、神门；（2）手穴：肝、液门、神门、头顶点、后头点；（3）×形体穴：双腕骨配双丘墟或双脚、双手背压痛取相应高升点。

按摩要领：用牙签圆头或小棒强压耳穴指穴而不揉，体穴用指或棒强压而不揉，重点穴肝、皮质下、内分泌压6～10分钟，其他穴压3～5分钟，体穴压8～10分钟。以1个月为1疗程，可压1～2个疗程。配自下而上捏脊。

2008年1月26日

×形法综合治疗水痘

治疗水痘取穴要领：（1）耳穴：肺、内分泌、肾上腺、肝、脾；（2）手穴：肺点、大肠点、三焦点、肾点、肝点、脾点；（3）×形体穴：双曲池配双曲泉。

按摩要领：用牙签圆头或小棒强压耳穴指穴而不揉，体穴用指或棒强压而不揉，重点穴肺、内分泌压6～10分钟，其他穴压3～5分钟，体穴压8～10分钟，以两周为1疗程，可压2～3个疗程。配自下而上捏脊。

2008年1月27日

×形法综合治疗细菌性痢疾

治疗细菌性痢疾取穴要领：(1) 耳穴：大肠、小肠、阑尾、神门、肾上腺、内分泌、上颌、下颌；(2) 手穴：大肠点、小肠点、神门、三焦点、胃肠点；(3) ×形体穴：双手三里配双足三里。

按摩要领：用牙签圆头或小棒强压耳穴指穴而不揉，体穴用指或棒强压而不揉，重点穴小肠、大肠、上颌、下颌压6～10分钟，其他穴压3～5分钟，体穴压8～10分钟。慢性病以1个月为1疗程，可压2～3个疗程。配自下而上捏脊。

2008年1月28日

×形法综合治疗甲状腺功能亢进

治疗甲状腺功能亢进取穴要领：(1) 耳穴：甲状腺、内分泌、神门、脑点、肾上腺、交感、颈椎；(2) 手穴：甲状腺、神门、脑点、三焦点、颈椎；(3) ×形体穴：双少府配双京骨或双手列缺前、合谷后压痛取相应高升点，脚穴参照手穴取。

按摩要领：用牙签圆头或小棒强压耳穴指穴而不揉，体穴用指或棒强压而不揉，重点穴甲状腺、脑点压6～10分钟，其他穴压3～5分钟，体穴压8～10分钟。以1个月为1疗程，可压3～5个疗程。配自下而上捏脊。

2008 年 1 月 29 日

×形法综合治疗甲状腺囊肿

治疗甲状腺囊肿取穴要领：(1) 耳穴：甲状腺、内分泌、神门、肾上腺、交感；(2) 手穴：甲状腺、神门、三焦点、心点、肾点；(3) ×形体穴：双少府配双京骨或双手列缺穴前、合谷后压痛取相应高升点，脚穴参考手穴取。

按摩要领：用牙签圆头或小棒强压耳穴指穴而不揉，体穴用指或棒强压而不揉，重点穴甲状腺、内分泌压 6～10 分钟，其他穴压 3～5 分钟，体穴压 8～10 分钟。以 1 个月为 1 疗程，可压 3～5 个疗程。配自下而上捏脊。

2008 年 1 月 30 日

×形法综合治疗落枕

治疗落枕取穴要领：(1) 耳穴：颈椎、颈、神门、外生殖器；(2) 手穴：颈项点、后头点、头顶点；(3) ×形体穴：双少府配双京骨或双脚、双手背压痛取相应高升点。

按摩要领：用牙签圆头或小棒强压耳穴指穴而不揉，体穴用指或棒强压而不揉，重点穴锁椎、颈、神门压 6～10 分钟，其他穴压 3～5 分钟，可以治疗 1～2 周。

愈后，注意保健，如常发此病，则是颈椎有病，依颈椎病治，以1个月为1疗程，可压3～5个疗程。配自下而上捏脊。

2008年1月31日

×形法综合治疗肩关节周围炎

治疗肩周炎取穴要领：（1）耳穴：肩关节、肩、神门、锁骨、肾上腺；（2）手穴：肩点、神门、头顶点、后头点；（3）×形体穴：双脚肩臂点（在脚四、五趾基关节后寸许处压痛取点）。

按摩要领：用牙签圆头或小棒强压耳穴指穴而不揉，体穴用指或棒强压而不揉，重点穴肩关节、肾上腺压6～10分钟，其他穴压3～5分钟，体穴压8～10分钟。以1个月为1疗程，可压3～5个疗程。配自下而上捏脊。

2008年2月1日

×形法综合治疗乳腺炎

治疗乳腺炎取穴要领：（1）耳穴：乳腺、内分泌、肾上腺、胸、枕、神门；（2）手穴：胸点、肺点、前头点、头顶点、偏头点、后头点、鱼际；（3）×形体穴：双足三里配双手三里或双下廉配双下巨虚。

按摩要领：用牙签圆头或小棒强压耳穴指穴而不揉，体穴用指或棒强

压而不揉，重点穴乳腺、内分泌压 6～10 分钟，其他穴压 3～5 分钟，体穴压 8～10 分钟。慢性病以 1 个月为 1 疗程，可压 2～3 个疗程。配自下而上捏脊。

2008 年 2 月 2 日

×形法综合治疗肛裂

治疗肛裂取穴要领：（1）耳穴：直肠下段、大肠、皮质下、脾、肺、肛门；（2）手穴：肺点、大肠点、脾点、会阴点；（3）×形体穴：双劳宫配双涌泉。

按摩要领：用牙签圆头或小棒强压耳穴指穴而不揉，体穴用指或棒强压而不揉，重点穴肛门、肺、脾压 6～10 分钟，其他穴压 3～5 分钟，体穴压 8～10 分钟。慢性病以 20 天为 1 疗程，可压 1～2 个疗程。

注意多吃青菜、水果，勿吃油炸、煎炒等燥性食物。

2008 年 2 月 3 日

×形法综合治疗内外痔

治疗内外痔取穴要领：（1）耳穴：痔核点、直肠下段、大肠、皮质下、脾、肾上腺、神门；（2）手穴：大肠点、头顶点、脾点、神门、会阴点；（3）×形体穴：双合谷配双太冲。

按摩要领：用牙签圆头或小棒强压耳穴指穴而不揉，体穴用指或棒强

压而不揉，重点穴痔核点、肾上腺压 6～10 分钟，其他穴压 3～5 分钟，体穴压 8～10 分钟。以 1 个月为 1 疗程，可压 2～3 个疗程。配自下而上捏脊。

2008 年 2 月 4 日

×形法综合治疗脱肛

治疗脱肛取穴要领：（1）耳穴：肛门、直肠下段、大肠、皮质下、脾、肺、神门；（2）手穴：大肠点、头顶点、脾点、肺点、小肠点、神门；(3) ×形体穴：双足三里配双手三里，指压神阙。

按摩要领：用牙签圆头或小棒强压耳穴指穴而不揉，体穴用指或棒强压而不揉，重点穴直肠下段、皮质下、肺压 6～10 分钟，其他穴压 3～5 分钟，体穴压 8～10 分钟。以 1 个月为 1 疗程，可压 3～5 个疗程。配自下而上捏脊。

勿吃油炸、煎炒等类燥性食物。

2008 年 2 月 5 日

×形法综合治疗冻疮

治疗冻疮取穴要领：（1）耳穴：相应部位、枕、脾、肾上腺、肺、热穴、神门；（2）手穴：相应部位、后头点、脾点、肺点、神门、肾点；(3) ×形体穴：左手取右脚，右脚取左手，左脚取右手，右手取左脚，左脸取右脚，右脸取左脚，取其相应高升点。按摩要领：用牙签圆头或小棒强压耳穴指穴而不揉，体穴用指或棒强压而不揉，重点穴相应部位、肺压6～10分钟，其他穴压3～5分钟，体穴压8～10分钟，可治2～3周，重者一到两月。

2008年2月6日

×形法综合治疗疖肿疽痈

治疗疖肿疽痈取穴要领：（1）耳穴：相应部位、神门、肾上腺、内分泌、皮质下、枕；（2）手穴：相应部位、神门、头顶点、后头点；（3）×形体穴：左取右，右取左，上取下，下取上，取其相应高升点。

按摩要领：用牙签圆头或小棒强压耳穴指穴而不揉，体穴用指或棒强压而不揉，重点穴相应部位、肾上腺、内分泌压6～10分钟，其他穴压3～5分钟，体穴压8～10分钟。慢性病以1个月为1疗程，可压2～3个疗程。配自下而上捏脊。

2008年2月7日

×形法综合治疗丹毒

治疗丹毒取穴要领：（1）耳穴：相应部位、枕、肾上腺、内分泌、肺、神门；（2）手穴：相应部位、后头点、肺点、神门、头顶点、脾点；（3）×形体穴：双曲池配双曲泉。

按摩要领：用牙签圆头或小棒强压耳穴指穴而不揉，体穴用指或棒强压而不揉，重点穴相应部位、肾上腺、内分泌压6～10分钟，其他穴压3～5分钟，体穴压8～10分钟。慢性病以1个月为1疗程，可压3～5个疗程。配自下而上捏脊。

2008年2月8日

×形法综合治疗骨折止痛

骨折止痛取穴要领：（1）耳穴：相应部位、神门、肾上腺、皮质下、肾、枕；（2）手穴：相应部位、神门、皮质下、肾点、后头点；（3）×形体穴：依×形法原理，取相应高升点。

按摩要领：用牙签圆头或小棒强压耳穴指穴而不揉，体穴用指或棒强压而不揉，重点穴相应部位、神门压6～10分钟，其他穴压3～5分钟，体穴压8～10分钟，可连续压穴，不限时间与疗程，有助于骨折愈合，配自下而上捏脊。

2008年2月9日

×形法综合治疗扭挫压伤

治疗扭挫压伤取穴要领：（1）耳穴：相应部位、神门、皮质下、热穴、肾上腺、肝；（2）手穴：相应部位、神门、头顶点、肾点、肝点、脾点、后头点；（3）×形体穴：依×形取相应高升点。

按摩要领：用牙签圆头或小棒强压耳穴指穴而不揉，体穴用指或棒强压而不揉、重点穴相应部位、肾上腺、肾压6～10分钟，其他穴压3～5分钟，体穴压8～10分钟，严重者可以1个月为1疗程，可压1～2个疗程。

2008年2月10日

×形法综合治疗习惯性脱臼

治疗习惯性脱臼取穴要领：（1）耳穴：相应部位、肾上腺、皮质下、脾、肝、肾；（2）手穴：相应部位、头顶点、肾点、脾点、肝点、后头点；（3）×形体穴：依×形取相应高升点。

按摩要领：用牙签圆头或小棒强压耳穴指穴而不揉，体穴用指或棒强压而不揉，重点穴相应部位、皮质下压6～10分钟，其他穴压3～5分钟，体穴压8～10分钟。慢性病以1个月为1疗程，可压2～3个疗程。配自下而上捏脊。

愈后，注意保健按摩。

2008年2月11日

×形法综合治疗急性蜂窝组织炎

治疗急性蜂窝组织炎取穴要领：（1）耳穴：相应部位、肾上腺、神门、脾；（2）手穴：相应部位、神门、脾点、后头点；（3）×形体穴：依×形取相应高升点。

按摩要领：用牙签圆头或小棒强压耳穴指穴而不揉，体穴用指或棒强压而不揉，重点穴相应部位、肾上腺压6～10分钟，其他穴压3～5分钟，体穴压8～10分钟。慢性病以1个月为1疗程，可压两个疗程。配自下而上捏脊。

2008年2月12日

×形法综合治疗颈扭伤

治疗颈扭伤取穴要领：（1）耳穴：颈、颈椎、神门、肾上腺、皮质下；（2）手穴：颈项点、神门、头项点、肾点、后头点、脊柱点；（3）×形体穴：可在手腕后侧压痛取点，脚穴取昆仑，两手两脚共取四个点。

按摩要领：用牙签圆头或小棒强压耳穴指穴而不揉，体穴用指或棒强压而不揉，重点穴颈、皮质下、神门压6～10分钟，其他穴压3～5分钟，体穴压8～10分钟，如系慢性病，以1个月为1疗程，可压1～2个疗程。配自下而上捏脊。

2008年2月13日

×形法综合治疗麻痹性肠梗阻

治疗麻痹性肠梗阻取穴要领：（1）耳穴：小肠、大肠、交感、皮质下、下腹；（2）手穴：小肠点、大肠点、脾点、头顶点、三焦点；（3）×形体穴：双胃肠点配双足三里或两臂、两腿前侧中下部压痛取相应高升点。

按摩要领：用牙签圆头或小棒强压耳穴指穴而不揉，体穴用指或棒强压而不揉，重点穴小肠、大肠、交感压 6～10 分钟，其他穴压 3～5 分钟，体穴压 8～10 分钟，愈后，压 3～4 周以保健，配自下而上捏脊。

2008 年 2 月 14 日

×形法综合治疗多发性淋巴结肿大

治疗多发性淋巴结肿大取穴要领：（1）耳穴：相应部位、枕、股关、内分泌；（2）手穴：相应部位、后头点、髋关节、神门、头顶点、脾点、肝点；（3）×形体穴：双曲池配双曲泉。

按摩要领：用牙签圆头或小棒强压耳穴指穴而不揉，体穴用指或棒强压而不揉，重点穴相应部位、内分泌压 6～10 分钟，其他穴压 3～5 分钟，体穴压 8～10 分钟。慢性病以 1 个月为 1 疗程，可压 3～5 个疗程。配自下而上捏脊。

2008 年 2 月 15 日

×形法综合治疗不明原因浮肿

治疗不明原因浮肿取穴要领：（1）耳穴：肾、膀胱、心、肝、交感、内分泌；（2）手穴：肾点、命门点、心点、肝点、三焦点、头顶点、后头点；(3) ×形体穴：双曲泽配双阴陵泉或双间使配双三阴交。

按摩要领：用牙签圆头或小棒强压耳穴指穴而不揉，体穴用指或棒强压而不揉，重点穴肾、心、内分泌压6～10分钟，其他穴压3～5分钟，体穴压8～10分钟。以1个月为1疗程，可压3～5个疗程。配自下而上捏脊。

2008年2月16日

×形法综合治疗不明低热

治疗不明低热取穴要领：(1) 耳穴：内分泌、肝、脾、神门、耳尖、屏尖、肺、皮质下；(2) 手穴：肝点、脾点、神门点、肺点、头顶点、心点、肾点、三焦点；(3) ×形体穴：双合谷配双太冲，双外关配双冲阳。

按摩要领：用牙签圆头或小棒强压耳穴指穴而不揉，体穴用指或棒强压而不揉，重点穴肺、皮质下压6～10分钟，其他穴压3～5分钟，体穴压8～10分钟。慢性病以1个月为1疗程，可压2～3个疗程。配自下而上捏脊。

2008年2月17日

×形法综合抑制癌肿痛

抑制癌肿痛取穴要领：(1) 耳穴：相应部位、神门、交感、皮质下；(2) 手穴：相应部位、神门、三焦点、头顶点、后头点；(3) ×形体穴：

依×形取相应高升点。

按摩要领：用牙签圆头或小棒强压耳穴指穴而不揉，体穴用指或棒强压而不揉，重点穴相应部位、神门压6～10分钟，其他穴压3～5分钟，体穴压8～10分钟，也可不限时间与疗程，长期坚持按压下去，有利于抗癌治癌，自下而上捏脊，以增加对癌症之抵抗力。

2008年2月18日

×形法综合治疗呼吸困难与抑制

治疗呼吸困难与抑制取穴要领：（1）耳穴：肺、交感、枕、皮质下；（2）手穴：肺点、三焦点、后头点、头顶点、心点；（3）×形体穴：取双脚、双手胸背点，穴在三、四趾（指）基关节后寸许处。

按摩要领：用牙签圆头或小棒强压耳穴指穴而不揉，体穴用指或棒强压而不揉，重点穴肺、交感压6～10分钟，其他穴压3～5分钟，体穴压8～10分钟。慢性病以1个月为1疗程，可压3～5个疗程。配自下而上捏脊。

2008年2月19日

×形法综合治疗惊厥

治疗惊厥取穴要领：（1）耳穴：神门、枕、脑干；（2）手穴：神门、后头点、脑干、中冲；（3）×形体穴：双内关配人中。

按摩要领：用牙签圆头或小棒强压耳穴指穴而不揉，体穴用指或棒强压而不揉，重点穴枕、脑干压6～10分钟，其他穴压3～5分钟，体穴压8～10分钟，本病应送医院急救，本法可在医护人员未到达前应急施用。

2008年2月20日

×形法综合治疗类风湿性关节炎

治疗类风湿性关节炎取穴要领：（1）耳穴：相应部位、神门、肾上腺、内分泌、皮质下、枕；（2）手穴：相应部位、神门、头顶点、后头点、肾点、三焦点、肝点、脾点；(3) ×形体穴：依×形取相应高升点。

按摩要领：用牙签圆头或小棒强压耳穴指穴而不揉，体穴用指或棒强压而不揉，重点穴相应部位、肾上腺、内分泌压6～10分钟，其他穴压3～5分钟，体穴压8～10分钟。以1个月为1疗程，可压4～6个疗程。配自下而上捏脊。

2008年2月21日

×形法综合治疗风湿性关节炎

治疗风湿性关节炎取穴要领：（1）耳穴：相应部位、神门、肾上腺、内分泌、枕、皮质下；（2）手穴：相应部位、神门、后头点、头顶点、肾点、三焦点、肝点、脾点；(3) ×形体穴：依×形取相应高升点。

按摩要领：用牙签圆头或小棒强压耳穴指穴而不揉，体穴用指或棒强

压而不揉，重点穴相应部位、肾上腺、内分泌压 6～10 分钟，其他穴压 3～5 分钟，体穴压 8～10 分钟。以 1 个月为 1 疗程，可压 3～5 个疗程。配自下而上捏脊。

2008 年 2 月 22 日

×形法综合治疗甲状腺功能减退

治疗甲状腺功能减退取穴要领：（1）耳穴：甲状腺、脑点、内分泌、神门；（2）手穴：甲状腺、脑点、神门、三焦点；（3）×形体穴：合谷与列缺穴之间压痛取点，脚穴参照手穴取。

按摩要领：用牙签圆头或小棒强压耳穴指穴而不揉，体穴用指或棒强压而不揉，重点穴甲状腺、脑点压 6～10 分钟，其他穴压 3～5 分钟，体穴压 8～10 分钟。以 1 个月为 1 疗程，可压 3～5 个疗程。配自下而上捏脊。

2008 年 2 月 23 日

×形法综合治疗肌肉萎缩侧索硬化症

治疗肌肉萎缩侧索硬化症取穴要领：（1）耳穴：脊髓、肾、内分泌、脑干、枕；（2）手穴：肾点、脑干、后头点、脊柱点、三焦点；（3）×形体穴：四肢内侧上部压痛取高升点，晚期可在四肢外侧上部压痛取高升点。

按摩要领：用牙签圆头或小棒强压耳穴指穴而不揉，体穴用指或棒强压而不揉，重点穴脊髓、内分泌压 6～10 分钟，其他穴压 3～5 分钟，体穴压 8～10 分钟或不限疗程，长期按摩，坚持下去，自有妙用，配自下而上捏脊。

2008 年 2 月 24 日

×形法综合治疗血小板减少性紫癜

治疗血小板减少性紫癜取穴要领：（1）耳穴：肝、脾、膈、交感、神门、心、肾；（2）手穴：肝点、脾点、三焦点、神门、心点、肾点；（3）×形体穴：两腿两臂内侧上部压痛取高升点。

按摩要领：用牙签圆头或小棒强压耳穴指穴而不揉，体穴用指或棒强压而不揉，重点穴肝、脾、膈压 6～10 分钟，其他穴压 3～5 分钟，体穴压 8～10 分钟。以 1 个月为 1 疗程，可压 3～5 个疗程。配自下而上捏脊。

2008 年 2 月 25 日

×形法综合治疗血尿

治疗血尿取穴要领：（1）耳穴：肾、膀胱、神门、肝、膈、脑点、肾上腺；（2）手穴：肾点、命门点、神门、肝点、脑点、三焦点；（3）×形体穴：双列缺配双商丘或两脚、两手背压痛取高升点。

按摩要领：用牙签圆头或小棒强压耳穴指穴而不揉，体穴用指或棒强压而不揉，重点穴肾、膀胱、脑点压6～10分钟，其他穴压3～5分钟，体穴压8～10分钟。以1个月为1疗程，可压3～5个疗程。配自下而上捏脊。

2008年2月26日

×形法综合治疗席汗氏综合征

治疗席汗氏综合征取穴要领：（1）耳穴：脑点、肝、膈、交感、子宫、内分泌；（2）手穴：脑点、肝点、三焦点、子宫、头顶点、后头点；（3）×形体穴：双内关配双三阴交。

按摩要领：用牙签圆头或小棒强压耳穴指穴而不揉，体穴用指或棒强压而不揉，重点穴脑点、肝、膈压6～10分钟，其他穴压3～5分钟，体穴压8～10分钟。以1个月为1疗程，可压3～5个疗程。配自下而上捏脊。

2008年2月27日

×形法综合治疗鹅口疮

治疗鹅口疮取穴要领：（1）耳穴：口、内分泌、肾上腺、脾、枕；（2）手穴：口腔、脾点、后头点、少商、合谷、劳宫；（3）×形体穴：双少商配双隐白或双脚、双手背压痛取高升点。

按摩要领：用牙签圆头或小棒强压耳穴指穴而不揉，体穴用指或棒强

压而不揉，重点穴口、内分泌、肾上腺压 6～10 分钟，其他穴压 3～5 分钟，体穴压 8～10 分钟。以 1 个月为 1 疗程，可压 2～3 个疗程。配自下而上捏脊。

2008 年 2 月 28 日

×形法综合治疗骨刺

治疗骨刺取穴要领：（1）耳穴：相应部位、肾、内分泌、枕、肾上腺；（2）手穴：相应部位、肾点、后头点、三焦点；（3）×形体穴：依×形取相应高升点。

按摩要领：用牙签圆头或小棒强压耳穴指穴而不揉，体穴用指或棒强压而不揉，重点穴相应部位、内分泌、肾压 6～10 分钟，其他穴压 3～5 分钟，体穴压 8～10 分钟。以 1 个月为 1 疗程，可压 1～2 个疗程。此病小而顽固，坚持压穴就是胜利。

2008 年 2 月 29 日

×形法综合治疗晕车船

治疗晕车船取穴要领：（1）耳穴：枕、肾、内耳、神门、枕小神经；（2）手穴：颈项点、肾点、后头点、神门；（3）×形体穴：双手颈项点配双脚相应颈项点。

按摩要领：用牙签圆头或小棒强压耳穴指穴而不揉，体穴用指或棒强

压而不揉，重点穴颈项点、肾压 6～8 分钟，其他穴压 3～5 分钟，体穴压 8～10 分钟。除在晕车船时使用本法之外，亦可在旅行前压穴，以预防晕车船。

2008 年 3 月 1 日

×形法综合治疗外耳道疖

治疗外耳道疖取穴要领：（1）要穴：外耳、内耳、肾、内分泌、神门、肾上腺；（2）手穴：$耳_1$、$耳_2$、肾点、神门、后头点、头顶点；（3）×形体穴：两手两脚背四、五指（趾）后压痛取高升点。

按摩要领：用牙签圆头或小棒强压耳穴指穴而不揉，体穴用指或棒强压而不揉，重点穴外耳、内耳、内分泌压 6～10 分钟，其他穴压 3～5 分钟，体穴压 8～10 分钟。慢性病以 1 个月为 1 疗程，可压 1～2 个疗程。

2008 年 3 月 2 日

×形法综合治疗中耳炎

治疗中耳炎取穴要领：（1）耳穴：内耳、外耳、肾、内分泌、枕；（2）手穴：$耳_1$、$耳_2$、肾点、后头点、神门、头顶点；（3）×形体穴：两手、两脚背四、五指（趾）后压痛取高升点。

按摩要领：用牙签圆头或小棒强压耳穴指穴而不揉，体穴用指或棒强压而不揉，重点穴内耳、内分泌压 6～10 分钟，其他穴压 3～5 分钟，体穴压 8～10 分钟。慢性病以 1 个月为 1 疗程，可压 2～3 个疗程。配自下而上捏脊。保持平常心，勿吃油炸、辛辣燥性食物。

2008 年 3 月 3 日

×形法综合治疗耳鸣

治疗耳鸣取穴要领：（1）耳穴：内耳、肾、枕、外耳、肝；（2）手穴：耳$_1$、耳$_2$、肾点、后头点、合谷、中渚；（3）×形体穴：双前谷配双侠溪或双手、双脚背四、五指（趾）后压痛取高升点。

按摩要领：用牙签圆头或小棒强压耳穴指穴而不揉，体穴用指或棒强压而不揉，重点穴内耳、肾压 6～10 分钟，其他穴压 3～5 分钟，体穴压 8～10 分钟。以 1 个月为 1 疗程，可压 3～5 个疗程。配自下而上捏脊。保持宝贵的平常心。

2008 年 3 月 4 日

×形法综合治疗听力减退

治疗听力减退取穴要领：（1）耳穴：内耳、肾、枕、外耳、肾上腺；（2）手穴：耳$_1$、耳$_2$、肾点、后头点、头顶点；（3）×形体穴：双前谷配双侠溪或双手、双脚背四、五指（趾）后压痛取高升点。

按摩要领：用牙签圆头或小棒强压耳穴指穴而不揉，体穴用指或棒强

压而不揉，重点穴内耳、肾压 6～10 分钟，其他穴压 3～5 分钟，体穴压 8～10 分钟。以 1 个月为 1 疗程，可压 3～5 个疗程。配自下而上捏脊。

2008 年 3 月 5 日

×形法综合治疗鼻衄

治疗鼻衄取穴要领：(1) 耳穴：内鼻、肾上腺、额、肺、耳尖；(2) 手穴：前头点、肺点、头顶点、后头点；(3) ×形体穴：双少商配双隐白或双手、双脚背一、二指（趾）后压痛取相应高升点。

按摩要领：用牙签圆头或小棒强压耳穴指穴而不揉，体穴用指或棒强压而不揉，重点穴内鼻、肾上腺压 6～10 分钟，其他穴压 3～5 分钟，体穴压 8～10 分钟。慢性病以 1 个月为 1 疗程，可压 2～3 个疗程。配自下而上捏脊。

2008 年 3 月 6 日

×形法综合治疗鼻前庭溃疡

治疗鼻前庭溃疡取穴要领：(1) 耳穴：内鼻、肾上腺、额、肺；(2) 手穴：鼻、前头点、肺点、神门、头顶点；(3) ×形体穴：双少商配双隐白。

按摩要领：用牙签圆头或小棒强压耳穴指穴而不揉，体穴用指或棒强压而不揉，重点穴内鼻、肾上腺压 6～10 分钟，其他穴压 3～5 分钟，体穴压 8～10 分钟。慢性病以 1 个月为 1 疗程，可压 3～5 个疗程。配自下而上捏脊。

2008年3月7日

×形法综合治疗单纯性鼻炎

治疗单纯性鼻炎取穴要领：(1) 耳穴：内鼻、肾上腺、额、肺；(2) 手穴：鼻、前头点、肺点、神门、头顶点；(3) ×形体穴：双少商配双隐白或双手、双脚背压痛取相应高升点。

按摩要领：用牙签圆头或小棒强压耳穴指穴而不揉，体穴用指或棒强压而不揉，重点穴内鼻、肾上腺压 6～10 分钟，其他穴压 3～5 分钟，体穴压 8～10 分钟。以 1 个月为 1 疗程，可压 3～5 个疗程。配自下而上捏脊。

2008年3月8日

×形法综合治疗肥大性鼻炎

治疗肥大性鼻炎取穴要领：(1) 耳穴：内鼻、肾上腺、额、肺、脾；(2) 手穴：鼻、肺点、脾点、前头点、后头点、头顶点、神门；(3) ×形体穴：双少商配双隐白或两手、两脚背压痛取相应高升点。

按摩要领：用牙签圆头或小棒强压耳穴指穴而不揉，体穴用指或棒强压而不揉，重点穴内鼻、肾上腺、脾压、6～10 分钟，其他穴压 3～5 分钟，体穴压 8～10 分钟。以 1 个月为 1 疗程，可压 3～5 个疗程。配自下而上捏脊。

×形法综合治疗过敏性鼻炎

治疗过敏性鼻炎取穴要领：(1) 耳穴：内鼻、肾上腺、额、肺、内分泌；(2) 手穴：鼻、前头点、肺点、神门、头顶点、后头点；(3) ×形体穴：双少商配双隐白或双手、双脚背压痛取相应高升点。

按摩要领：用牙签圆头或小棒强压耳穴指穴而不揉，体穴用指或棒强压而不揉，重点穴内鼻、肾上腺压 6～10 分钟，其他穴压 3～5 分钟，体穴压 8～10 分钟。以 1 个月为 1 疗程，可压 3～5 个疗程。配自下而上捏脊。

2008 年 3 月 10 日

×形法综合治疗声音嘶哑

治疗声音嘶哑取穴要领：(1) 耳穴：咽喉、心、肺、神门、内分泌；(2) 手穴：咽喉点、心点、肺点、神门、头顶点、前头点、后头点；(3) ×形体穴：双支沟配双悬钟。

按摩要领：用牙签圆头或小棒强压而不揉，体穴用指或棒强压而不揉，重点穴咽喉、心、肺压 6～10 分钟，其他穴压 3～5 分钟，体穴压 8～10 分钟。以 1 个月为 1 疗程，慢性病可压 2～3 个疗程。配自下而上捏脊。

2008年3月11日

×形法综合治疗悬雍垂水肿

治疗悬雍垂水肿取穴要领：（1）耳穴：咽喉、神门、肾上腺、肺；（2）手穴：咽喉点、神门、肺点、头顶点、后头点；（3）×形体穴：双支沟配双悬钟或双手、双脚背压痛取高升点。

按摩要领：用牙签或小棒强压耳穴指穴而不揉，体穴用指或棒强压而不揉，重点穴咽喉、肾上腺压6～10分钟，其他穴压3～5分钟，体穴压8～10分钟。慢性病以1个月为1疗程，可压1～2个疗程。配自下而上捏脊。

2008年3月12日

×形法治疗慢性咽炎喉炎

治疗慢性咽炎取穴要领：（1）耳穴：咽喉、内分泌、肺、肾上腺、心、神门；（2）手穴：咽喉点、肺点、心点、神门、头顶点、后头点；（3）×形体穴：双曲池配双曲泉或双手、双脚背压痛取高升点。

按摩要领：用牙签或小棒强压耳穴指穴而不揉，体穴用指或棒强压而不揉，重点穴咽喉、内分泌压6～10分钟，其他穴压3～5分钟，体穴压8～10分钟。慢性病以1个月为1疗程，可压1～2个疗程。配自下而上捏脊。

2008年3月13日

×形法综合治疗急性扁桃体炎

治疗急性扁桃体炎取穴要领：（1）耳穴：扁桃体、咽喉、耳尖（放血）；（2）手穴：扁桃体、咽喉点、头顶点、后头点、前头点；（3）×形体穴：双劳宫配双涌泉或双手、双脚背三、四指（趾）后压痛取相应高升点。

按摩要领：用牙签或小棒强压耳穴指穴而不揉，体穴用指或棒强压而不揉，重点穴扁桃体、咽喉压6～10分钟，其他穴压3～5分钟，体穴压8～10分钟。慢性病以1个月为1疗程，可压1～2个疗程。

2008年3月14日

×形法综合用于扁桃体摘除后止痛

用于扁桃体摘除后止痛取穴要领：（1）耳穴：扁桃体、咽喉、神门；（2）手穴：扁桃体、咽喉点、前头点、后头点、头顶点；（3）×形体穴：双劳宫配双涌泉或双手、双脚背三、四指（趾）后压痛取高升点。

按摩要领：用牙签圆头或小棒强压耳穴指穴而不揉，体穴用指或棒强压而不揉，重点穴扁桃体、神门压6～10分钟，其他穴压3～5分钟，体穴压8～10分钟。如压穴两周，可以加快刀口痊愈。

2008年3月15日

×形法综合治疗内耳眩晕症

治疗内耳眩晕症取穴要领：（1）耳穴：内耳、肾、神门、枕、皮质下；（2）手穴：耳$_1$、耳$_2$、肾点、神门、后头点、头顶点；（3）×形体穴：双合谷配双太冲或双手、双脚背一、二指（趾）后压痛取高升点。

按摩要领：用牙签圆头或小棒强压耳穴指穴而不揉，体穴用指或棒强压而不揉，重点穴内耳、肾压6～10分钟，其他穴压3～5分钟，体穴压8～10分钟。慢性病以1个月为1疗程，可压3～5个疗程。配自下而上捏脊。

2008年3月16日

×形法综合治疗额窦炎

治疗额窦炎取穴要领：（1）耳穴：额、内鼻、肾上腺、肺；（2）手穴：前头点、鼻、肺点、头顶点、后头点；（3）×形体穴：双合谷配双太冲或双手、双脚背一、二指（趾）后压痛取相应高升点。

按摩要领：用牙签圆头或小棒强压耳穴指穴而不揉，体穴用指或棒强压而不揉，重点穴额、肾上腺压6～10分钟，其他穴压3～5分钟，体穴压8～10分钟。慢性病以1个月为1疗程，可压3～5个疗程。配自下而上捏脊。

2008年3月17日

×形法综合治疗阻生齿

治疗阻生齿取穴要领：（1）耳穴：上颌、下颌、牙痛点、肾、喉牙；（2）手穴：上颌、下颌、肾点、口腔、咽喉点；（3）×形体穴：双合谷配双太冲或双手、双脚背压痛取相应高升点。

按摩要领：用牙签圆头或小棒强压耳穴指穴而不揉，体穴用指或棒强压而不揉，重点穴上颌、下颌、牙痛点、肾压6～10分钟，其他穴压3～5分钟，体穴压8～10分钟，可压2～3周。

2008年3月18日

×形法综合治疗口腔溃疡

治疗口腔溃疡取穴要领：（1）耳穴：口、内分泌、舌、神门、肺；（2）手穴：口腔、肺点、心点、头顶点、后头点；（3）×形体穴：双少商配双隐白或双手、双脚背一、二指（趾）后压痛取相应高升点。

按摩要领：用牙签圆头或小棒强压耳穴指穴而不揉，体穴用指或棒强压而不揉，重点穴口、内分泌、肺压6～10分钟，其他穴压3～5分钟，体穴压8～10分钟。慢性病以1个月为1疗程，可压3～5个疗程。配自下而上捏脊。

×形法综合治疗牙痛

治疗牙痛取穴要领：（1）耳穴：牙痛点、上颌、下颌、神门、喉牙；（2）手穴：上颌、下颌、神门、合谷、咽喉点、商阳；（3）×形体穴：双中渚配双冲阳或双手、双脚背压痛取相应高升点。

按摩要领：用牙签圆头或小棒强压耳穴指穴而不揉，体穴用指或棒强压而不揉，可取同侧合谷，慢性病以 1 个月为 1 疗程，可压 2～3 个疗程。

本法对风火牙痛治疗效果好。

×形法综合治疗牙齿松动

治疗牙齿松动取穴要领：（1）耳穴：肾、上颌、下颌、枕；（2）手穴：肾、上颌、下颌、后头点；（3）×形体穴：双涌泉配双劳宫。

按摩要领：用牙签圆头或小棒强压耳穴指穴而不揉，体穴用指或棒强压而不揉，重点穴肾、枕压 6～10 分钟，其他穴压 3～5 分钟，体穴压 8～10 分钟。慢性病以 1 个月为 1 疗程，可压 3～5 个疗程。

（注：本法是施于牙齿松动之病态，而非衰老之掉牙。）

2008年3月21日

×形法综合治疗牙周炎

治疗牙周炎取穴要领：（1）耳穴：上颌、下颌、口、肾上腺、肾；（2）手穴：上颌、下颌、口腔、肾点、咽喉点、商阳；（3）×形体穴：双中渚配双冲阳。

按摩要领：用牙签圆头或小棒强压耳穴指穴而不揉，体穴用指或棒强压而不揉，重点穴上颌、下颌、口压6～10分钟，其他穴压3～5分钟，体穴压8～10分钟。慢性病以1个月为1疗程，可压2～3个疗程。

2008年3月22日

×形法综合治疗舌炎

治疗舌炎取穴要领：（1）耳穴：舌、口、内分泌、心、肺；（2）手穴：舌、口腔、心点、肺点、头顶点、后头点；（3）×形体穴：双劳宫配双涌泉。

按摩要领：用牙签圆头或小棒强压耳穴指穴而不揉，体穴用指或棒强压而不揉，重点穴舌、内分泌压6～10分钟，其他穴压3～5分钟，体穴压8～10分钟。慢性病以1个月为1疗程，可压3～5个疗程。

勿吃辛辣及油炸食品。

×形法综合治疗麦粒肿与霰粒肿（眼病）

治疗麦粒肿与霰粒肿取穴要领：（1）耳穴：眼、肝、脾；（2）手穴：眼点、肝点、脾点；（3）×形体穴：双少泽配双足窍阴。

按摩要领：用牙签圆头或小棒强压耳穴指穴而不揉，体穴用指或棒强压而不揉，重点穴眼、脾压6～10分钟，其他穴压3～5分钟，体穴压8～10分钟，可压3～5周，勿吃辛辣、油炸燥性食物。

注意爱护你的眼睛。

×形法综合治疗疱疹性结膜炎与急性结膜炎

治疗取穴要领：（1）耳穴：眼、肝、肾上腺、肺；（2）手穴：眼点、肝点、肺点；（3）×形体穴：双后溪配双足临泣。

按摩要领：用牙签圆头或小棒强压耳穴指穴而不揉，体穴用指或棒强压而不揉，重点穴眼、肾上腺压6～10分钟，其他穴压3～5分钟，体穴压8～10分钟。慢性病以1个月为1疗程，可压1～2个疗程。

2008年3月25日

×形法综合治疗电光性眼炎

治疗电光性眼炎取穴要领：(1) 耳穴：肾、肝、眼、神门；(2) 手穴：肾点、肝点、眼点、神门；(3) ×形体穴：双少泽配双足窍阴。

按摩要领：用牙签圆头或小棒强压耳穴指穴而不揉，体穴用指或棒强压而不揉，重点穴眼、神门压6～10分钟，其他穴压3～5分钟，体穴压8～10分钟，可压2～3周。

注意爱护眼睛，节制看电视与用电脑时间，少吃辛辣与油炸燥性食物。

2008年3月26日

×形法综合治疗夜盲

治疗夜盲取穴要领：(1) 耳穴：肝、目$_2$、眼、枕；(2) 手穴：肝点、眼点、后头点；(3) ×形体穴：双后溪配双足临泣。

按摩要领：用牙签圆头或小棒强压耳穴指穴而不揉，体穴用指或棒强压而不揉，重点穴眼、肝压6～10分钟，其他穴压3～5分钟，体穴压8～10分钟。以1个月为1疗程，可压2～3个疗程。配自下而上捏脊。

×形法综合治疗复视

治疗复视取穴要领：(1) 耳穴：肾、肝、目$_2$、眼；(2) 手穴：肾点、肝点、眼点、后头点；(3) ×形体穴：双后溪配双足临泣。

按摩要领：用牙签圆头或小棒强压耳穴指穴而不揉，体穴用指或棒强压而不揉，重点穴眼、肝压6～10分钟，其他穴压3～5分钟，体穴压8～10分钟。以1个月为1疗程，可压2～3个疗程。配自下而上捏脊。

2008年3月28日

×形法综合治疗散光眼

治疗散光眼取穴要领：(1) 耳穴：肾、肝、眼、目$_2$、枕；(2) 手穴：肾点、肝点、眼点、头顶点、后头点；(3) ×形体穴：双腕骨配双丘墟。

按摩要领：用牙签圆头或小棒强压耳穴指穴而不揉，体穴用指或棒强压而不揉，重点穴眼、肾压6～10分钟，其他穴压3～5分钟，体穴压8～10分钟。以1个月为1疗程，可压3～5个疗程。配自下而上捏脊。

×形法综合治疗近视眼

治疗近视眼取穴要领：(1) 耳穴：肾、肝、目$_2$、眼、新眼；(2) 手穴：肾点、肝点、眼点、头顶点、后头点；(3) ×形体穴：双少府配双京骨。

按摩要领：用牙签圆头或小棒强压耳穴指穴而不揉，体穴用指或棒强压而不揉，重点穴眼、肾、肝压6～10分钟，其他穴压3～5分钟，体穴压8～10分钟。以1个月为1疗程，可压3～5个疗程。配自下而上捏脊。

2008年3月30日

×形法综合治疗慢性青光眼

治疗慢性青光眼取穴要领：(1) 耳穴：肾、肝、目$_1$、目$_2$、眼；(2) 手穴：肾点、肝点、眼点、头顶点、后头点；(3) ×形体穴：双少冲配双至阴。

按摩要领：用牙签圆头或小棒强压耳穴指穴而不揉，体穴用指或棒强压而不揉，重点穴肾、肝、眼压6～10分钟，其他穴压3～5分钟，体穴压8～10分钟。以1个月为1疗程，可压3～5个疗程。配自下而上捏脊。

×形法综合治疗角膜溃疡

治疗角膜溃疡取穴要领：(1) 耳穴：肾、肝、眼、目$_2$；(2) 手穴：肾点、肝点、眼点、肺、后头点；(3) ×形体穴：双合谷配双太冲。

按摩要领：用牙签圆头或小棒强压耳穴指穴而不揉，体穴用指或棒强压而不揉，重点穴眼、肝压 6～10 分钟，其他穴压 3～5 分钟，体穴压 8～10 分钟。慢性病以 1 个月为 1 疗程，可压 2～3 个疗程。

2008 年 4 月 1 日

×形法综合治疗视神经乳头炎

治疗视神经乳头炎取穴要领：(1) 耳穴：肾、肝、眼、目$_1$、目$_2$；(2) 手穴：肾点、肝点、眼点、头顶点、后头点、肺；(3) ×形体穴：双少冲配双至阴。

按摩要领：用牙签圆头或小棒强压耳穴指穴而不揉，体穴用指或棒强压而不揉，重点穴肾、肝、眼压 6～10 分钟，其他穴压 3～5 分钟，体穴压 8～10 分钟。以 1 个月为 1 疗程，可压 3～5 个疗程。配自下而上捏脊。

×形法综合治疗脑炎后遗症失明

治疗脑炎后遗症失明取穴要领：(1) 耳穴：肾、肝、眼、目$_2$、脑点；(2) 手穴：肾点、肝点、眼点、头顶点、后头点、脑点；(3) ×形体穴：双合谷配双太冲

按摩要领：用牙签圆头或小棒强压耳穴指穴而不揉，体穴用指或棒强压而不揉，重点穴肾、肝、眼压6～10分钟，其他穴压3～5分钟，体穴压8～10分钟。以1个月为1疗程，可压4～6个疗程。配自下而上捏脊。

勿吃辛辣、油炸食物。

2008年4月3日

×形法综合治疗视神经萎缩

治疗视神经萎缩取穴要领：(1) 耳穴：肾、肝、眼、新眼、心；(2) 手穴：肾点、肝点、眼点、头顶点、后头点、心点；(3) ×形体穴：双合谷配双太冲。

按摩要领：用牙签圆头或小棒强压耳穴指穴而不揉，体穴用指或棒强压而不揉，重点穴肾、肝、眼压6～10分钟，其他穴压3～5分钟，体穴压8～10分钟。以1个月为1疗程，可压4～6个疗程。配自下而上捏脊。

2008年4月4日

×形法综合治疗幻觉

治疗幻觉取穴要领：(1) 耳穴：肾、肝、眼、枕、心、皮质下；(2) 手穴：肾点、肝点、眼点、头顶点、后头点、心点；(3) ×形体穴：双合谷配双太冲。

按摩要领：用牙签圆头或小棒强压耳穴指穴而不揉，体穴用指或棒强压而不揉，重点穴肾、肝、眼压6～10分钟，其他穴压3～5分钟，体穴压8～10分钟。慢性病以1个月为1疗程，可压3～5个疗程。配自下而上捏脊。

2008年4月5日

×形法综合治疗过敏性结膜炎

治疗过敏性结膜炎取穴要领：(1) 耳穴：肾、肝、目$_1$、目$_2$、眼；(2) 手穴：肾点、肝点、眼点、头顶点、后头点、肺点；(3) ×形体穴：双少府配双京骨。

按摩要领：用牙签圆头或小棒强压耳穴指穴而不揉，体穴用指或棒强压而不揉，重点穴肾、肝、眼压6～10分钟，其他穴压3～5分钟，体穴压8～10分钟。慢性病以1个月为1疗程，可压2～3个疗程。配自下而上捏脊。

2008 年 4 月 6 日

×形法综合治疗毛囊炎

治疗毛囊炎取穴要领：(1) 耳穴：相应部位、肺、枕、内分泌；(2) 手穴：相应部位、肺点、后头点、大肠点、脾点；(3) ×形体穴：双劳宫配双涌泉。

按摩要领：用牙签圆头或小棒强压耳穴指穴而不揉，体穴用指或棒强压而不揉，重点穴肺、枕压 6～10 分钟，其他穴压 3～5 分钟，体穴压 8～10 分钟。慢性病以 1 个月为 1 疗程，可压 1～2 个疗程。

2008 年 4 月 7 日

×形法综合治疗带状疱疹

治疗带状疱疹取穴要领：(1) 耳穴：相应部位、肺、枕、内分泌、肾上腺；(2) 手穴：相应部位、肺点、后头点、大肠点、脾点、肝点；(3) ×形体穴：双曲池配双曲泉。

按摩要领：用牙签圆头或小棒强压耳穴指穴而不揉，体穴用指或棒强压而不揉，重点穴相应部位、肺压 6～10 分钟，其他穴压 3～5 分钟，体穴压 8～10 分钟。慢性病以 1 个月为 1 疗程，可压 1～2 个疗程。

2008年4月8日

×形法综合治疗皮肤痛痒症

治疗皮肤痛痒症取穴要领：(1) 耳穴：神门、肺、枕、内分泌、肾上腺、腮腺；(2) 手穴：神门、肺点、大肠点、后头点、三焦点、脾点；(3) ×形体穴：双合谷配双太冲。

按摩要领：用牙签圆头或小棒强压耳穴指穴而不揉，体穴用指或棒强压而不揉，重点穴神门、肺、肾上腺压 6～10 分钟，其他穴压 3～5 分钟，体穴压 8～10 分钟。慢性病以 1 个月为 1 疗程，可压 1～2 个疗程。配自下而上捏脊。

2008年4月9日

×形法综合治疗荨麻疹

治疗荨麻疹取穴要领：(1) 耳穴：神门、肺、枕、内分泌、肾上腺；(2) 手穴：肺点、神门、后头点、脾点、肾点、头顶点；(3) ×形体穴：双曲泽配双血海。

按摩要领：用牙签圆头或小棒强压耳穴指穴而不揉，体穴用指或棒强压而不揉，重点穴肺、枕、肾上腺压 6～10 分钟，其他穴压 3～5 分钟，体穴压 8～10 分钟。慢性病以 1 个月为 1 疗程，可压 1～2 个疗程。配自下而上捏脊。

2008年4月10日

×形法综合治疗寻常疣

治疗寻常疣取穴要领：(1) 耳穴：肺、内分泌、枕、肾上腺、相应部位；(2) 手穴：肺点、后头点、脾点、三焦点、大肠点、相应部位；(3) ×形体穴：依×形取健侧相应高升点。

按摩要领：用牙签圆头或小棒强压耳穴指穴而不揉，体穴用指或棒强压而不揉，重点穴相应部位、肺、肾上腺压6～10分钟，其他穴压3～5分钟，体穴压8～10分钟。慢性病以1个月为1疗程，可压1～2个疗程。

2008年4月11日

×形法综合治疗神经性皮炎

治疗神经性皮炎取穴要领：(1) 耳穴：相应部位、肺、枕、肾上腺、腮腺；(2) 手穴：相应部位、肺点、后头点、头顶点、肾点、脾点、心点；(3) ×形体穴：双曲池配双曲泉。

按摩要领：用牙签圆头或小棒强压耳穴指穴而不揉，体穴用指或棒强压而不揉，重点穴相应部位、肺、肾上腺压6～10分钟，其他穴压3～5分钟，体穴压8～10分钟。慢性病以1个月为1疗程，可压2～3个疗程。配自下而上捏脊。

×形法综合治疗日光性皮炎

治疗日光性皮炎取穴要领：（1）耳穴：神门、肺、内分泌、肾上腺；（2）手穴：神门、肺点、脾点、肾点、头顶点、后头点；（3）×形体穴：双曲泽配双血海。

按摩要领：用牙签圆头或小棒强压耳穴指穴而不揉，体穴用指或棒强压而不揉，重点穴肺、肾上腺压 6～10 分钟，其他穴压 3～5 分钟，体穴压 8～10 分钟。以 1 个月为 1 疗程，可压 1～2 个疗程。配自下而上捏脊。

2008 年 4 月 13 日

×形法综合治疗过敏性皮炎

治疗过敏性皮炎取穴要领：（1）耳穴：肺、内分泌、枕、肾上腺、相应部位；（2）手穴：肺点、后头点、大肠点、脾点、肾点；（3）×形体穴：双涌泉配双劳宫。

按摩要领：用牙签圆头或小棒强压耳穴指穴而不揉，体穴用指或棒强压而不揉，重点穴相应部位、肺、内分泌压 6～10 分钟，其他穴压 3～5 分钟，体穴压8～10分钟。慢性病以 1 个月为 1 疗程，可压 2～3 个疗程。配自下而上捏脊。

◀ ◀ ◀ 2008年4月14日

×形法综合治疗痱子

治疗痱子取穴要领：（1）耳穴：肺、肾上腺、枕、神门；（2）手穴：肺点、三焦点、后头点、神门、头顶点；（3）×形体穴：双神门配双昆仑。

按摩要领：用牙签圆头或小棒强压耳穴指穴而不揉，体穴用指或棒强压而不揉，重点穴肺、肾上腺压6～10分钟，其他穴压3～5分钟，体穴压8～10分钟，可压2～3周。

◀ ◀ ◀ 2008年4月15日

×形法综合治疗斑秃

治疗斑秃取穴要领：（1）耳穴：相应部位、肾、肺、内分泌；（2）手穴：相应部位、肺点、肾点、肝点、三焦点；（3）×形体穴：双合谷配双太冲。

按摩要领：用牙签圆头或小棒强压耳穴指穴而不揉，体穴用指或棒强压而不揉，重点穴相应部位、内分泌压6～10分钟，其他穴压3～5分钟，体穴压8～10分钟。以1个月为1疗程，可压3～5个疗程。配自下而上捏脊。

×形法综合治疗脱发

治疗脱发取穴要领：(1) 耳穴：肾、肺、内分泌、枕；(2) 手穴：肾点、肺点、三焦点、后头点、肝点、脾点；(3) ×形体穴：双劳宫配双涌泉。

按摩要领：用牙签圆头或小棒强压耳穴指穴而不揉，体穴用指或棒强压而不揉，重点穴肾、内分泌压 6～10 分钟，其他穴压 3～5 分钟，体穴压 8～10 分钟。以 1 个月为 1 疗程，可压 3～5 个疗程。配自下而上捏脊。

2008 年 4 月 17 日

×形法综合性治疗脂溢性皮炎

治疗脂溢性皮炎取穴要领：(1) 耳穴：肺、内分泌、枕、脾、肾上腺、肾；(2) 手穴：肺点、后头点、脾点、肾点、大肠点、头顶点；(3) ×形体穴：双曲池配双曲泉。

按摩要领：用牙签圆头或小棒强压耳穴指穴而不揉，体穴用指或棒强压而不揉，重点穴肺、内分泌压 6～10 分钟，其他穴压 3～5 分钟，体穴压 8～10 分钟。以 1 个月为 1 疗程，可压 3～5 个疗程。配自下而上捏脊。

2008年4月18日

×形法综合治疗酒糟鼻

治疗酒糟鼻取穴要领：(1) 耳穴：外鼻、肺、内分泌、肾上腺；(2) 手穴：鼻、肺点、三焦点、脾点、肾点；(3) ×形体穴：双合谷配双太冲。

按摩要领：用牙签圆头或小棒强压耳穴指穴而不揉，体穴用指或棒强压而不揉，重点穴外鼻、肺压6～10分钟，其他穴压3～5分钟，体穴压8～10分钟。以1个月为1疗程，可压2～3个疗程。配自下而上捏脊。

2008年4月19日

×形法综合治疗痤疮

治疗痤疮取穴要领：(1) 耳穴：肺、内分泌、睾丸、面颊；(2) 手穴：肺点、三焦点、大肠点、头顶点、前头点、后头点；(3) ×形体穴：双曲泉配双曲池。

按摩要领：用牙签圆头或小棒强压耳穴指穴而不揉，体穴用指或棒强压而不揉，重点穴肺、内分泌压6～10分钟，其他穴压3～5分钟，体穴压8～10分钟。以1个月为1疗程，可压2～3个疗程。配自下而上捏脊。

2008年4月20日

×形法综合治疗白癜风

治疗白癜风取穴要领：（1）耳穴：肺、内分泌、枕、肾上腺、相应部位；（2）手穴：肺点、后头点、脾点、肾点、相应部位；（3）×形体穴：双合谷配双太冲。

按摩要领：用牙签圆头或小棒强压耳穴指穴而不揉，体穴用指或棒强压而不揉，重点穴肺、内分泌压6～10分钟，其他穴压3～5分钟，体穴压8～10分钟。以1个月为1疗程，可压3～5个疗程。配自下而上捏脊。

2008年4月21日

×形法综合治疗扁平疣

治疗扁平疣取穴要领：（1）耳穴：肺、肾上腺、枕、大肠、相应部位；（2）手穴：肺点、后头点、大肠点、脾点、肾点、相应部位；（3）×形体穴：双曲池配双曲泉或依×形取健侧相应高升点。

按摩要领：用牙签圆头或小棒强压耳穴指穴而不揉，体穴用指或棒强压而不揉，重点穴相应部位、肺、肾上腺压6～10分钟，其他穴压3～5分钟，体穴压8～10分钟。以1个月为1疗程，可压1～2个疗程。

2008年4月22日

×形法综合治疗湿疹与小儿湿疹

治疗湿疹取穴要领：(1) 耳穴：肺、神门、肾上腺、内分泌、枕、大肠、相应部位；(2) 手穴：肺点、肾点、脾点、后头点、大肠点、相应部位；(3) ×形体穴：双曲池配双曲泉。

按摩要领：用牙签圆头或小棒强压耳穴指穴而不揉，体穴用指或棒强压而不揉，重点穴肺、肾上腺、内分泌压6～10分钟，其他穴压3～5分钟，体穴压8～10分钟。以1个月为1疗程，可压2～3个疗程。配自下而上捏脊。

2008年4月23日

×形法综合治疗硬皮症

治疗硬皮症取穴要领：(1) 耳穴：肺、枕、内分泌、肾上腺、肝、脾、脑点；(2) 手穴：肺点、后头点、肾点、肝点、脾点、脑点；(3) ×形体穴：双曲池配双曲泉。

按摩要领：用牙签圆头或小棒强压耳穴指穴而不揉，体穴用指或棒强压而不揉，重点穴肺、内分泌压6～10分钟，其他穴压3～5分钟，体穴压8～10分钟。以1个月为1疗程，可压2～3个疗程。配自下而上捏脊。

2008年4月24日

×形法综合治疗鹅掌风

治疗鹅掌风取穴要领：（1）耳穴：肺、肾上腺、相应部位；（2）手穴：肺点、肾点、脾点、大肠点；（3）×形体穴：双曲池配双曲泉。

按摩要领：用牙签圆头或小棒强压耳穴指穴而不揉，体穴用指或棒强压而不揉，重点穴肺、肾上腺压6～10分钟，其他穴压3～5分钟，体穴压8～10分钟。以1个月为1疗程，可压2～3个疗程。配自下而上捏脊。

2008年4月25日

×形法综合治疗鱼刺或骨类卡喉

治疗鱼刺或骨类卡喉要领：（1）耳穴：咽喉、神门、肾上腺、内分泌、枕；（2）手穴：咽喉点、神门、后头点、头顶点；（3）×形体穴：双合谷配双太冲。

按摩要领：用牙签圆头或小棒强压耳穴指穴而不揉，体穴用指或棒强压而不揉，重点穴咽喉、肾上腺压6～10分钟，其他穴压3～5分钟，体穴压8～10分钟。

此法可做为急救之用，如情况严重，应送医院手术治疗，勿误。本法可做为手术后保健之用。

2008年4月26日

×形法综合治疗砂粒入眼

治疗砂粒入眼取穴要领：（1）耳穴：眼、神门、肾上腺、内分泌、枕；（2）手穴：眼点、肾点、肝点、头顶点、后头点；（3）×形体穴：双少府配双京骨。

按摩要领：用牙签圆头或小棒强压耳穴指穴而不揉，体穴用指或棒强压而不揉，重点穴眼、肾上腺压6～10分钟，其他穴压3～5分钟，体穴压8～10分钟。

重视爱护眼睛，加强眼保健按摩。

2008年4月27日

×形法综合治疗输血后高热

治疗输血后高热取穴要领：（1）耳穴：肺、皮质下、心、肝、神门、肾上腺、内分泌、枕；（2）手穴：肺点、头顶点、心点、肝点、神门、后头点；（3）×形体穴：双合谷配双太冲。

按摩要领：用牙签圆头或小棒强压耳穴指穴而不揉，体穴用指或棒强压而不揉，重点穴肺、皮质下压6～10分钟，其他穴压3～5分钟，体穴压8～10分钟，退热宜在正午12时之后进行，上午难以退除高热。

×形法综合治疗糖尿病

治疗糖尿病取穴要领：（1）耳穴：肾、膀胱、胰胆、神门、肾上腺、内分泌、枕、皮质下、脑点；（2）手穴：肾点、命门点、肝点、脾点、神门、后头点、头顶点、脑点、小肠点、黄疸消渴点、内阳池（与阳池相对应的手掌点）；（3）×形体穴：双列缺配双三阴交或人中、兑端、承浆。

按摩要领：用牙签圆头或小棒强压耳穴指穴而不揉，体穴用指或棒强压而不揉，重点穴肾、胰胆、内分泌压6～10分钟，其他穴压3～5分钟，体穴压8～10分钟。以1个月为1疗程，可压4～6个疗程。配自下而上捏脊。

2008年4月29日

×形法治疗乳房肿瘤及其他良性肿瘤

治疗乳房肿瘤取穴要领：（1）耳穴：相应部位、神门、肾上腺、内分泌、枕、皮质下；（2）手穴：相应部位、神门、肾点、脾点、头顶点、后头点、脑点；（3）×形体穴：乳房肿瘤取双足三里配双手三里，其他依×形取健侧相应高升点。

按摩要领：用牙签圆头或小棒强压耳穴指穴而不揉，体穴用指或棒强压而不揉，重点穴相应部位、肾上腺、内分泌压6～10分钟，其他穴压3

～5 分钟，体穴压 8～10 分钟。以 1 个月为 1 疗程，可压 3～5 个疗程。配自下而上捏脊。

2008 年 4 月 30 日

×形法综合治疗烫伤

治疗烫伤取穴要领：(1) 耳穴：相应部位、神门、皮质下、肾上腺、内分泌、肺；(2) 手穴：相应部位、神门、头顶点、肺点、脾点、后头点；(3) ×形体穴：四肢部位×形取健侧相应点，头面与胸背、腹部取双脚、双手背相应高升点。

按摩要领：用牙签圆头或小棒强压耳穴指穴而不揉，体穴用指或棒强压而不揉，重点穴相应部位、肺、肾上腺压 6～10 分钟，其他穴压 3～5 分钟，体穴压 8～10 分钟。

注意吃清凉饮食，勿吃燥性食物。

2008 年 5 月 1 日

×形法综合治疗腿抽筋

治疗腿抽筋取穴要领：(1) 耳穴：相应部位、神门、肝、枕、肾上腺、脾；(2) 手穴：相应部位、神门、肝点、后头点、脾点、头顶点；(3) ×形体穴：依×形取健侧手臂相应高升点或双阳陵泉配双曲池。

按摩要领：用牙签圆头或小棒强压耳穴指穴而不揉，体穴用指或棒强

压而不揉，重点穴相应部位、肝压6～10分钟，其他穴压3～5分钟，体穴压8～10分钟。以1个月为1疗程，可压2～3个疗程。配自下而上捏脊。

2008年5月2日

×形法综合治疗胬肉攀睛

治疗胬肉攀睛取穴要领：（1）耳穴：眼、神门、肾上腺、内分泌、脾；（2）手穴：眼点、神门、肾点、肝点、脾点、头顶点、偏头点、后头点；（3）×形体穴：双少泽配双足窍阴。

按摩要领：用牙签圆头或小棒强压耳穴指穴而不揉，体穴用指或棒强压而不揉，重点穴眼、肾上腺、内分泌压6～10分钟，其他穴压3～5分钟，体穴压8～10分钟。以1个月为1疗程，可压2～3个疗程。

2008年5月3日

×形法综合治疗腰椎间盘突出症

治疗腰椎间盘突出症取穴要领：（1）耳穴：腰椎、肾、神门、肾上腺、内分泌、皮质下、枕、肝；（2）手穴：腰腿点、肾点、神门、头顶点、后头点、肝点、脾点；（3）×形体穴：在两腿委中穴、两臂少海穴处压痛取相应高升点。

按摩要领：用牙签圆头或小棒强压耳穴指穴而不揉，体穴用指或棒强压而不揉，重点穴腰椎、肾、皮质下压6～10分钟，其他穴压3～5分钟，体穴压 8～10 分钟。以 1 个月为 1 疗程，可压 3～5 个疗程。配自下而上捏脊。

2008 年 5 月 4 日

×形法综合治疗颈椎病

治疗颈椎病取穴要领：（1）耳穴：颈椎、颈、肩、神门、肾上腺、内分泌、皮质下、枕、肾；（2）手穴：颈项点、肩点、神门、头顶点、后头点、肾点、肺点；（3）×形体穴：两手腕后侧压痛取点配双脚昆仑与太溪穴。

按摩要领：用牙签圆头或小棒强压耳穴指穴而不揉，体穴用指或棒强压而不揉，重点穴颈椎、肾上腺、内分泌压 6～10 分钟，其他穴压 3～5 分钟，体穴压 8～10 分钟。以 1 个月为 1 疗程，可压 3～5 个疗程。配自下而上捏脊。

2008 年 5 月 5 日

×形法综合治疗小儿舞蹈症

治疗小儿舞蹈症取穴要领：（1）耳穴：神门、脑点、皮质下、枕、肾、肝、心；（2）手穴：神门、脑点、头顶点、后头点、肾点、肝点、心点；（3）×形体穴：双合谷配双太冲。

按摩要领：用牙签圆头或小棒强压耳穴指穴而不揉，体穴用指或棒强

压而不揉，重点穴神门、皮质下、枕压 6～10 分钟，其他穴压 3～5 分钟，体穴压 8～10 分钟。以 1 个月为 1 疗程，可压 3～5 个疗程。配自下而上捏脊。

2008 年 5 月 6 日

×形法综合治疗手术后不长皮肤

治疗手术后不长皮肤取穴要领：（1）耳穴：相应部位、肺、皮质下、神门、肾上腺、内分泌、脾；（2）手穴：相应部位、肺点、头顶点、神门、脾点、后头点；（3）×形体穴：双合谷配双太冲。

按摩要领：用牙签圆头或小棒强压耳穴指穴而不揉，体穴用指或棒强压而不揉，重点穴相应部位、肺、皮质下压 6～10 分钟，其他穴压 3～5 分钟，体穴压 8～10 分钟。以 1 个月为 1 疗程，可压 2～3 个疗程。

2008 年 5 月 7 日

×形法用于刀伤愈合

治疗刀伤取穴要领：（1）耳穴：相应部位、神门、皮质下、肾上腺、内分泌、肺、脾、肝；（2）手穴：相应部位、神门、头顶点、后头点、肺点、脾点、肝点；（3）×形体穴：四肢依×形取健侧相应高升点，头面部取双合谷配双太冲，胸、腹背部、臀部，在双脚、双手背取相应高升点。

按摩要领：用牙签圆头或小棒强压耳穴指穴而不揉，体穴用指或棒强

压而不揉，重点穴相应部位、肺、脾压 6～10 分钟，其他穴压 3～5 分钟，体穴压 8～10 分钟。以 1 个月为 1 疗程，可压 1～2 个疗程。

2008 年 5 月 8 日

×形法综合用于手术后康复

用于手术后康复取穴要领：（1）耳穴：相应部位、神门、肾上腺、内分泌、皮质下、枕；（2）手穴：相应部位、神门、头顶点、后头点、心点、肾点、脾点；（3）×形体穴：四肢取×形健侧相应点，头面取双合谷配双太冲，胸、背、腹取双脚、双手背相应高升点。

按摩要领：用牙签圆头或小棒强压耳穴指穴而不揉，体穴用指或棒强压而不揉，重点穴相应部位、肾上腺压 6～10 分钟，其他穴压 3～5 分钟，体穴压 8～10 分钟。以 1 个月为 1 疗程，可压 2～3 个疗程。

2008 年 5 月 9 日

×形法综合用于产后康复

用于产后康复取穴要领：（1）耳穴：子宫、神门、肾上腺、内分泌、肾、胃、皮质下；（2）手穴：子宫、神门、肾点、胃肠点、头顶点、后头点、前头点、偏头点；（3）×形体穴：双内关配双三阴交。

按摩要领：用牙签圆头或小棒强压耳穴指穴而不揉，体穴用指或棒强压而不揉，重点穴子宫、肾上腺压 6～10 分钟，其他穴压 3～5 分钟，体穴压 8～10 分钟。以 1 个月为 1 疗程，可压 2～3 周。

亦可自下而上捏脊与指压足三里穴。

2008 年 5 月 10 日

×形法用于过度疲劳恢复

用于过度疲劳恢复取穴要领：（1）耳穴：神门、肾、心、枕、胃、皮质下；（2）手穴：神门、肾点、心点、后头点、胃肠点、头顶点、肺点；（3）×形体穴：双足三里配双手三里。

按摩要领：用牙签圆头或小棒强压耳穴指穴而不揉，体穴用指或棒强压而不揉，重点穴心、肾、皮质下压 6～10 分钟，其他穴压 3～5 分钟，体穴压 8～10 分钟，可施压一周。

2008 年 5 月 11 日

×形法综合保健强身

保健强身取穴要领：（1）耳穴：神门、皮质下、枕、心、肾、肝、脾、肺、脑点；（2）手穴：肾点、心点、神门、头顶点、后头点、肝点、脾点、肺点、脑点；（3）×形体穴：双足三里配双手三里或双内关配双三阴交。

按摩要领：用牙签圆头或小棒强压耳穴指穴而不揉，体穴用指或棒强压而不揉，重点穴心、肾、肝、皮质下压 6～10 分钟，其他穴压 3～5 分钟，体穴压 8～10 分钟。非高血压可自下而上捏脊与压脐。

2008年5月12日

人身难得

千生万劫，只在此生；一生百年，只在此日。此日一信，历万劫而不磨；此日一疑，度百年而若梦。人身难得，自性难明。珍重当下机缘，莫叫当面错过。

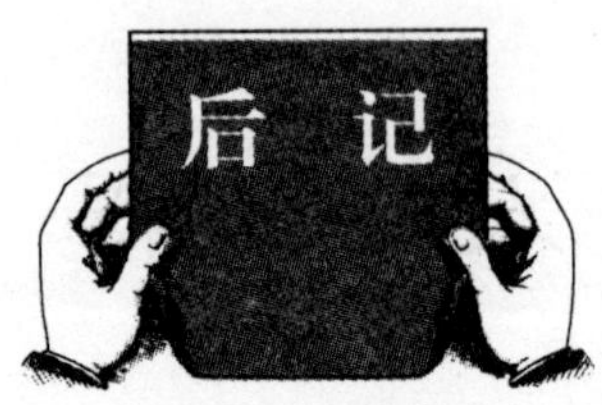

坚持下去就是胜利

本书从2005年元月1日动笔，写到2008年5月12日为止，历时3年5个月零12天，终于写完了。如果说有价值的话，一是这是一个重病人写的。当时医生宣布我患有冠心病、糖尿病、高血压等重病，必须立即住院治疗，而我不但没有住院，且在家中一边自病自医，一边写作。本书乃是生命的呐喊，故十分可贵。二是锻炼我坚强的毅力。每天只写一张，一天也不间断，也决不多写。虽是“一得之智”或“一孔之见”，但只说真话，全是真情，故有参考价值。三是天地之大宝，人身的大宝精神，我是非常讲求精神的。我的精神归结为两句话：一是“奉献就是成功”；二是坚持下去就是胜利。我的奉献是无条件的，也是无止境的，奉献万岁，万万岁！在重病面前我坚持×形法按摩，只要我有口气在，又能动手动脚，就用“愚公移山”精神，挖病山不止，也写作不止。治病与做人的道理是相通的，我不仅要写医病的书，也要写医人的书，希望读我书的朋友，也能读懂我的书外之书，即我的做人之道。

我每天仍坚持写一张毛笔字，不会停下来的，定名为《一得集》。时下我正在写《心药论》，将以此为中心，我想我会成功的。

周尔晋

2008年5月13日

附录一

治好心脏病，我成了亮丽的名片

安徽省妇联严重冠心病患者　郭子桢

2008年春节，我给周尔晋老师打电话拜年，感谢他救命之恩。周老毫不犹豫地回答："救命恩人是你自己。"这句话让我深深感动。明明是人体×形平衡法治好了我的心脏病，周老不仅不要功，还把为人类健康无私奉献作为自己的终生乐趣，他这种高尚的精神让我受到极大的教育，他让我明白要把生命掌握在自己的手中。

2006年9月下旬，我多年的心脑血管供血供氧不足及"三高"（高血压、高血脂、高胆固醇）终于发展成严重的冠心病，吊水治疗两周后，病情没有丝毫减轻，反而连走路、上楼、铺床叠被都很吃力。当年11月被确诊为严重的冠心病，可怕的隐形性心绞痛，随时都有生命的危险。检查结果报告是：我通心脏的三条主血管分别堵塞50%、60%、70%，血管严重钙化，局部硬化。医生说只有做搭桥手术才有希望挽救生命。危急时刻一亲友向我传授了人体×形平衡法，我抱着试试看的态度压穴1个月，觉得有效，就坚持压穴，并开始向别的冠心病人传授。

2006年12月1日，我给周老打电话并告知病情。他当即回答：不管你心脏病多么严重，你切记："要拼命治病，才能救命。"周老的话使我充满了信心和力量。从此，我心无二用，每天坚持按摩6小时。按摩的穴位为：手穴4个（心、小肠、头顶点、后头点），耳穴8个（心、皮质下、枕、小肠、神门、交感、肾上腺、内分泌），前4穴为重点，后4穴为一般。每天上午、晚上做手穴各两小时，下午做耳穴两小时。半年后，自我感觉不错。经过检查，血管硬化、钙化缓解，三条主血管堵塞情况明显改善，血流率从严重时的3.7毫升/秒变为4.2毫升/秒，基本达到正常水平。经继续坚持治疗两年多时间，冠心病许多症状已基本消失，各种治疗药品已停止使用，穴位按压从6小时减为2～3小时的保健按摩。人体×形平衡法使我从死亡线上捡回了生命，天大的喜讯和好事让家人高兴无比，熟悉我的同志们称我创造了奇迹。

在主攻冠心病的过程中，我还用人体×形平衡法治好了左眼的白内障。穴位有：两拇指内侧中关节上边眼穴、两耳垂中间眼穴、耳上肾穴、头顶百会穴下方偏左右一指处络却穴（痛点）。现在看书报、电视、写字都不戴眼镜。通过人体×形平衡法的系统的治疗，我的血液循环得到明显改善，20 多年的“三高”、心脑血管供血供氧不足、失眠、大便干燥等老年病均得到很好的调整和改善。

在人体×形平衡法治疗过程中我深深体会到：

(1) 要有坚韧不拔、一不怕痛，二不怕累的精神。每天压数小时的低沉点相对应的高升点和耳穴等，是十分疼痛和费时费力的。我头几个月按压穴位时，痛得满身出汗，上下排气，大小肠鸣叫；半年后，以上情况继续，次数减少，又出现了左膀及前胸后臂严重疼痛，睡觉不能向左翻。因疼痛面积大，我又不想用药，就尝试用拔罐和刮痧治疗。刮痧数次，背上刮痧处像猪肝颜色，拔罐几个月之内，罐印黑紫红肿，肌肉较松处常出现大小不等的水泡。经过人体×形平衡法和拔罐一年左右的治疗，以上疼痛才基本消失，又出现了身上奇痒无比的情况。继续治疗半年，痛痒解决，一身轻松。通过人体×形平衡法压穴，不仅打通了血管、筋络，增加了血流量，也排出了五脏六腑各种毒气，这是任何外药无法解决的。各种疾病都是动态、变化多端的，只有通过人体×形平衡法按压穴位，激活自身细胞，才能充分发挥内因——“内药”的作用，才能从根本上战胜各种疾病，特别是心脑血管疾病。我每天数小时按压手、耳穴位，都是火烧火燎，疼痛难忍，下棒起棒，唏嘘不已，两膀又累又痛。面对疼痛，不痛下决心，咬紧牙关，是很难坚持长久的。我们想想，吃药打针虽省时省力省痛，但它治标不治本，短期有效，长远还是无济于事（我的高血压和冠心病发展的过程就是最好的验证）。面对疼痛，男女病人的表现是有区别的，女子外表柔弱，但多数心理素质比较刚强和坚韧，超过一般男性。在我指导治疗的数十名男女病人中，女性坚持治疗和治好病的数量多，效果好，男性则少而差。

(2) 要敢于突破和创新。用人体×形平衡法治病，是传统医学的发展和创新，是通过人体×形平衡法找到和运用内药、心药治病的途径。自病自治、家庭保健是医学上的一场伟大革命。患者在自治过程中，根据自身的承受能力和敏感程度，在准、狠、长的要领指导下或长或短，或轻或重，自我掌控，十分神奇。如手上 4 个穴位，病重时每穴位压 20～30 分钟，耳穴压6～8分钟，是一般情况下的1～2倍，治疗半年，效果就十分明显。按压一年多时间后，有些穴位已无痛感或痛点转移，我就棒压外心、小肠、肾、脾等穴位，有种十指连心的感觉，大、小肠亦有鸣叫，排气效果亦可，冠心病的一些症状继续减轻。我在以治心脏病为主、治白内障为辅的前提下，还兼做了“三心”——压百会、肚脐、涌泉加捏脊及压“肺、肝、肾、心、脾”等穴健身，各项体能特征健康良好。大有血流好、心好、一身轻松之感。

(3) 巧用棍棒，巧配穴位，省时省力，更好地坚持和普及。人体×形平衡法让我找到了自病自治的真谛，但用好工具和学会穴位巧搭配也很重要。开始我用一个小棍（一寸半左右，两头圆滑，以免刺破皮肤）一次一穴，手上4穴须两个多小时。经过摸索，现用两个小棒，一次可压2～3穴。如要做右手的“后头点”时，右手小棒顶在心和胃穴上，左手小棒一头顶住小肠穴，反之同样。如做左手头顶点穴时，将小棒一头顶住头顶穴，一头压在劳宫穴上，右手小棒可顶在肺、肾或其他穴位上，反之同样。现在做手穴4个点，个把小时即可，还可兼做其他穴位。有的穴位用棒横压比直顶好，如降血压穴。外心、小肠等穴位按压一段时间无疼痛感后，又回头做原来穴位。做耳穴时，两小棒同时使用，一头顶耳穴，一头顶手上穴位，真是一举多得，省时省力。平时，我把两只小桃木棒用细松紧带拴在手腕上，随时可用。有时走路感到心里难受，把棒压在心慌绞痛穴上，几分钟即可缓解，十分有效。做耳穴的火柴棒，我用药棉、透明胶布在上边绑个像黄豆大的顶，手压时既减少疼痛，又不易折断，一般能用很长时间。现在，我用较细小棒两头削得细又圆，和火柴头大小差不多，耳朵亦可用小棒顶穴。做“三心”穴，用大拇指粗细、两寸左右木棒按压，两头圆滑，便于用力。

(4) 既当受益者，又做普及推广者。人体×形平衡法治病的推广普及和创新，是一项巨大的人民战斗工程，是一个让更多受益者变为推广普及、创新者的过程。我在省委大院工作生活了30多年，认识很多人，在外地也有不少老同志、老朋友。我的心脏病严重时，有不少人对我表示关心，我用人体×形平衡法治好病以后，不少人称奇。消息一传十，十传百，引起很多老人的兴趣，他们或当面询问，或电话咨询、要求贴耳穴的不断。我先请他们购书，再当面指导，并赠送穴位图、火柴棒、桃木棍等。据有关信息了解，由我而购买的人体×形平衡法书籍约200多套，省委大院组织部、省妇联等单位，赠送老干部人手一套。我个人送给亲朋及素不相识的病人10多套，还推荐给北京、上海、宿州、芜湖等地老同志在网上或书店购书数十套，绘制复印各种穴位图数百份，赠送火柴棒、桃木棍两三百根，帮助指导贴耳穴数十人。省妇联老干部活动室成了活动点。一些有胃病、脑梗塞、白内障、高血压等病人也常来咨询。这样，我在不经意中成了普及和推广人体×形平衡法的亮丽名片，我亦乐在其中。宿州市一位用人体×形平衡法治愈冠心病的女同志，在当地亦小有名气，不少人找她咨询，她热情服务，不亦乐乎。可以设想，这种星火之法，必会成为燎原之势。用人体×形平衡法治病若能普及全国1%的人口和家庭，那给国家、集体、个人和家庭节省的医疗资源和费用，一定是一个天文数字，这将对人类健康长寿有着无法估量的作用，对社会和谐进步将是有多么巨大的影响和推动，同时也是医学史上多么了不起的伟大革命。

2009年10月25日第2稿

2009年11月30日改定

附录二

周尔晋：大隐于市的民间奇人

文：潘　洁　　摄影：汪　军

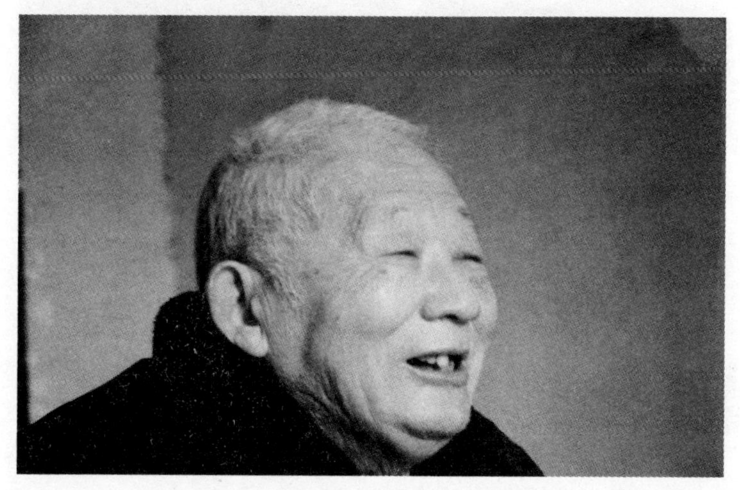

慈眉善眉，豁达开达的周尔晋。

知道有个奇人周尔晋老先生，还是在移民多伦多之后。

2008年夏天，我先生偶然接触到中里巴人的《求医不如求已》一书，不可遏止地迷上了中医，尤其是对经络产生了无穷的兴趣。

出国前，我右手臂的“网球肘”就十分严重，针灸、按摩、激光、微波、中高频治过很久，还几次打过封闭，总是时好时坏。来多伦多后铲雪加“拈花惹草”，手臂就疼得连端碗也成了问题，到处针灸、敷药却与从前一样，稍一活动就复发。这时候，先生从网上发现了周尔晋老先生的×形平衡法。周老根据《黄帝内经》上病下治、左病右治的理论，经过长期的实践发现，任何一个疼痛点（低沉点），都会在其对称部位与相应耳穴，隐藏着另一个真正的痛点（高升点），只需用一个小小的棉花棒不断按压这个高升点，病变的下沉点的疼痛就会治愈。

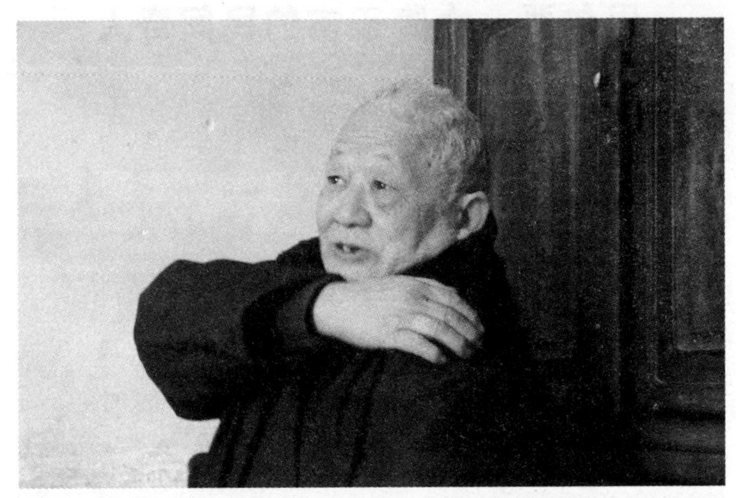

周老在给我们做示范。

先生用周老的方法，很快在我的左手臂与耳朵上找到我从未感觉到痛的，却一触压痛得难于忍受的对称点。按照周老的按摩法，按压这个对称点，只用了一个月的时间，我的网球肘居然完全治愈，我恢复了每周打两场羽毛球，网球肘却到现在也没复发。

后来我又实践了周老的小儿退热法、小儿捏脊法等，均有奇效。我将这些方法在快乐成功俱乐部传播，很多朋友都回复说非常受益。

周尔晋究竟是什么人，怎么一直没听说过？特别是现在国内中医热、保健热，各种人物不断涌现，各类畅销书层出不穷，周尔晋的方法如此有效，为什么没有走红呢？带着疑问与满怀的尊敬，2009 年 3 月，我先生几经周折，终于回国见到了景仰的周尔晋老先生。

站在周老四壁徒空的老式宿舍里，我先生内心的感受无法用语言形容。周老原是安庆日报社的编辑，文革中打成右派后下放到农村，看到农民们缺医少药，就开始了钻研中医，义务为大家服务。

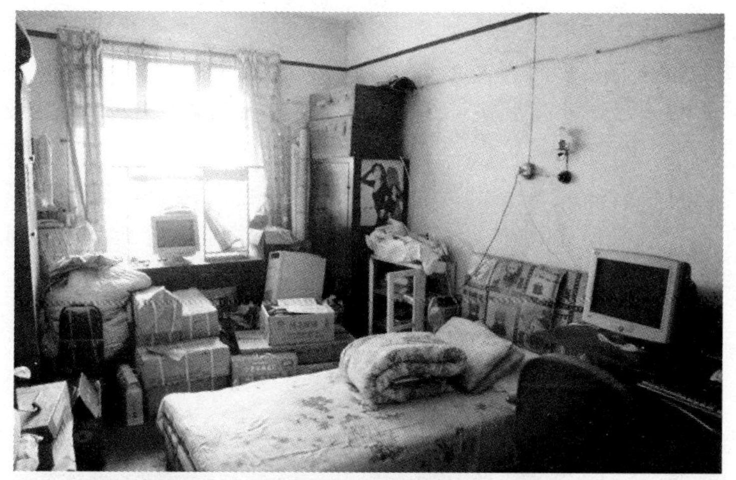

年届八旬的周尔晋在老伴去世后独自一人生活，
他的家简朴得令人难以想象。

为了不增加大家负担，不造成副作用，他在长期的经验总结中发明了×形平衡法。让大家只用一根火柴棒就能为自己治病。为了利于更多的人，他将自己的方法结集成《火柴棒医生手记》出版。

40年来，周老一直免费为大家治病，甚至连礼物都拒收，可他的家里却连件像样的家具都没有。这一生，周老经历了幼被父遗弃、打成右派、文革挨整、妻子早逝等各种打击，却一直以极大的毅力将他所有的经验、方法写成了《人体×形平衡法》、《人体药库学》、《人体生态平衡论》、《简易×形平衡法》等书。几十年来，他治好的病人众多，受益于他的平衡治疗法的百姓无数，但在各种各样的名人热潮中，他却甘于淡泊；几十年来，他的平衡法理论在民间不胫而走，还有人靠完全抄袭他的书受到热捧，而他却处之泰然；说他脱离社会，不食人间烟火，他的书却在不断出新，不断改版，与时俱进。他说，人生怎会没有烦恼？我却愿意囫囵吞"恼"，用更多的时间去给后人留下些有用的东西。

上个月，我先生从加拿大又专程去安庆看望周老，并约上了移居多伦多的文化大师、皖江学派创始人汪军。汪军也是安庆人，却没想到家乡还有这样一位隐居陋巷的大师。他在博客中激动地写道："火柴棒医生周尔晋是一个传奇。在名医辈出的古城安庆，不仅孕育了一代道医陈撄宁，老中医柯春桥、潘箬泉、殷子正、宋瑞卿也是蜚声大江南北。当代名医周尔晋，一根火柴棒医好了很多疑难杂症，且不收一分钱，他是很多平民心目中真正的英雄。周尔晋名声远播海外，新年期间，我陪同专程从多伦多来拜访周尔晋的朋友汤冠群，一同踏入了他在安庆城北集贤路简朴的家，这儿离陈撄宁的故居苏家巷并不太远。”

汪军还拍下了不少的照片，让我们真切看到这样一位令人尊敬的老人的生活。

看到这样一位老人，我们都受到极大的震撼和感动，同时也真是惭愧得无地自容。当我们还在为世间的一些小小的浮名虚利而用尽心机时，这样一位孤独的老人却一直大隐于市，为大众默默地奉献服务。

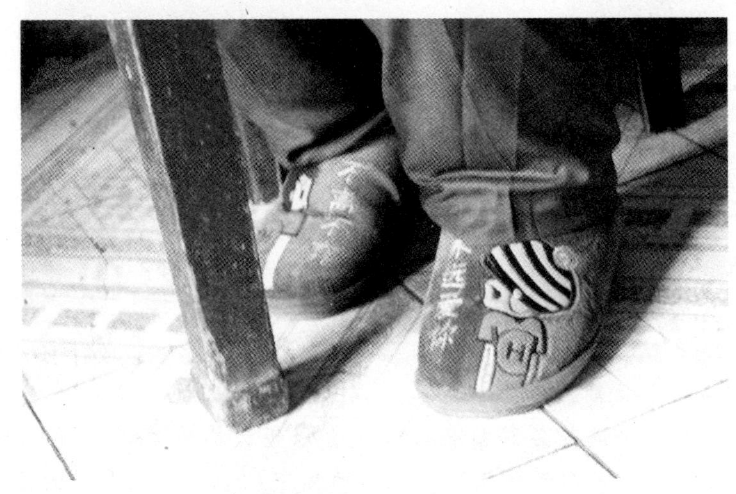

周老脚上穿的棉鞋，是他的爱女买的。

周尔晋老先生的生活是清贫的简朴的，甚至是寒酸的，可谁又说他的一生不是富有的呢？不是回报丰厚的呢？当很多人穷得只剩下钱的时候，周老却用他几十年如一日默默的行动，为我们诠释着什么才是真正的财富人生。

后记：在这里，我要特别感谢合肥工业大学出版社诸位领导的敏锐眼光和责任编辑疏利民先生，正是他们使得周老利于广大老百姓的×形平衡法流传于世，他们同样也是功德无量。大家有更多的需要或要了解更多请上网去查找周尔晋先生的人体×形平衡法，也可直接与汤冠群联系：tsc99@yahoo. cn。

注：此文在加拿大当地的华文报纸上已发表。

附录三

穴位名称索引（按首字笔画排列）

七画

八画

九画

十画

十一画

十二画

注：耳穴、手穴以及穴位尺寸的量取，请参阅《火柴棒医生手记》一书第24页和《人体药库学》第84页至第87页的说明。捏脊与压脐的要求请参阅《人体×形平衡法》一书第464页和第466页。

一、肺经：尺泽、太渊、鱼际、少商、列缺

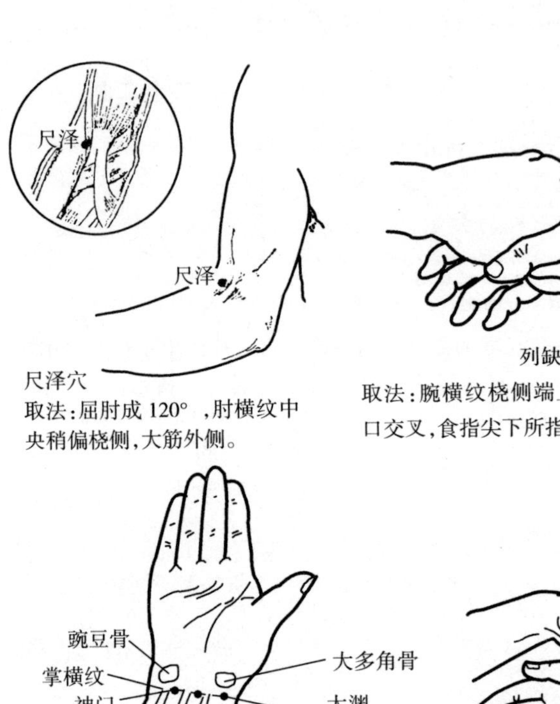

尺泽穴

取法：屈肘成 120° ，肘横纹中央稍偏桡侧，大筋外侧。

列缺穴

取法：腕横纹桡侧端上 1.5 寸，即两手虎口交叉，食指尖下所指筋骨凹陷处。

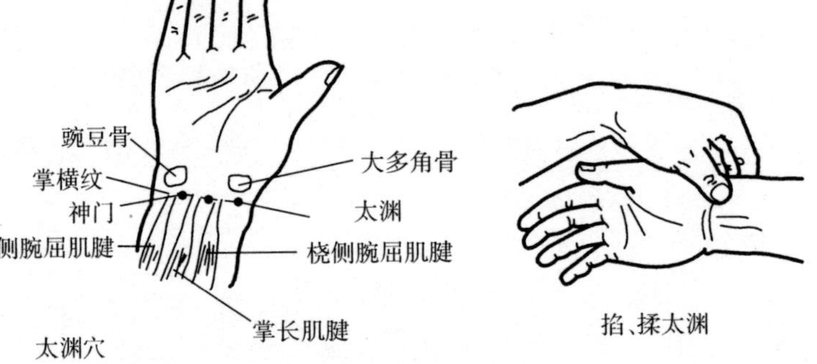

太渊穴

仰掌，掌侧腕横纹之桡侧（即拇指侧）凹陷处。

掐、揉太渊

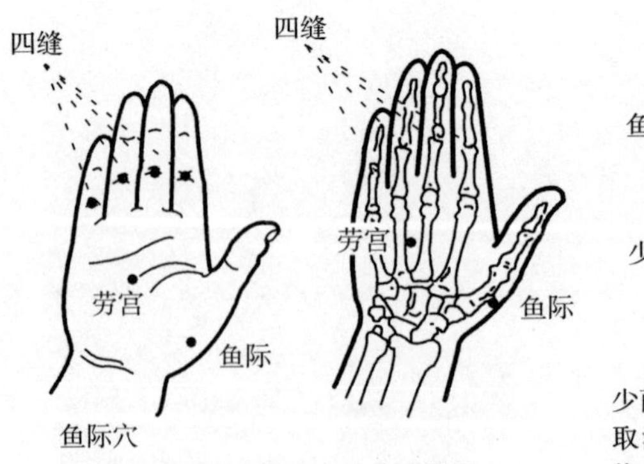

鱼际穴

取法：第一掌骨掌侧中点赤白肉际处。

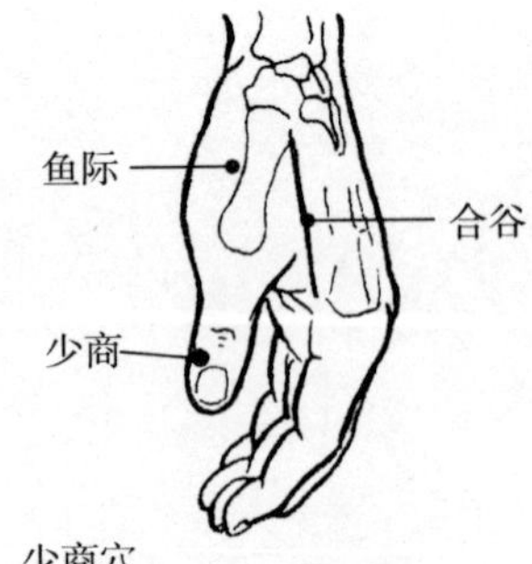

少商穴

取法：伸拇指，在拇指末节桡侧，距指甲角 0.1 寸。

二、心经：极泉、青灵、通里、神门、少府、少冲、少海

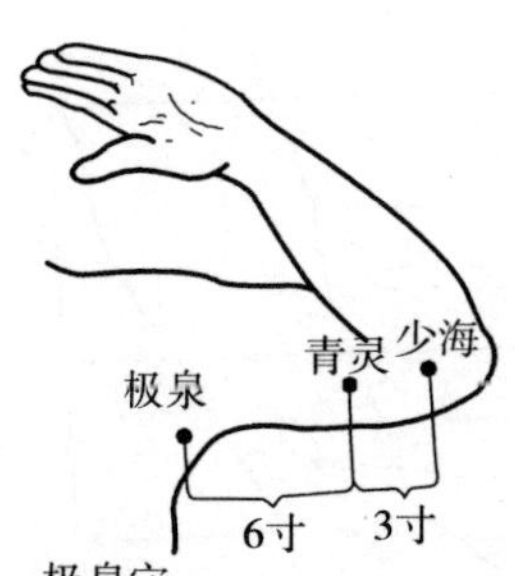

极泉穴
取法:腋窝正中、腋动脉内侧。
青灵穴
取法:少海穴上3寸。

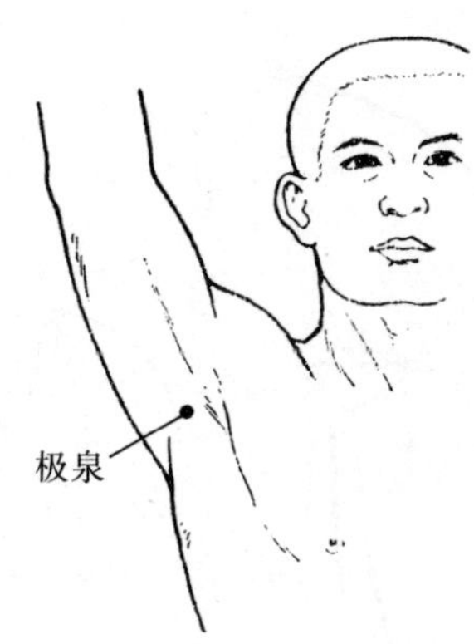

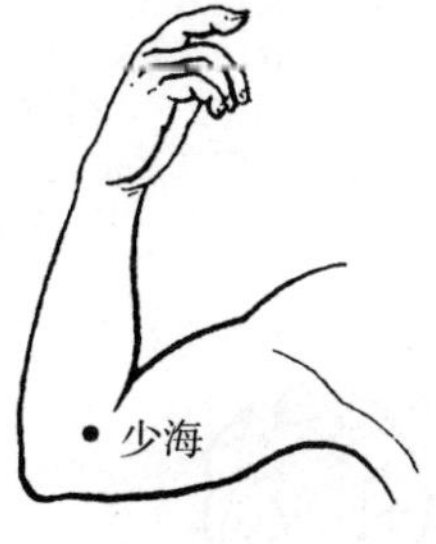

少海穴
取法:屈肘,肘横纹尺侧端与肱骨内上髁之间。

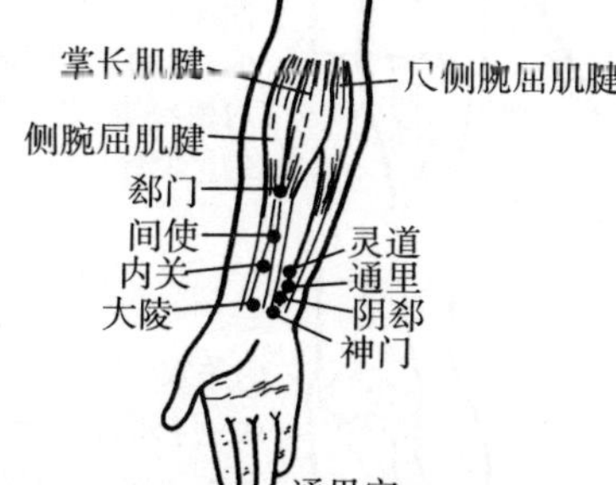

通里穴
取法:神门穴上1寸。

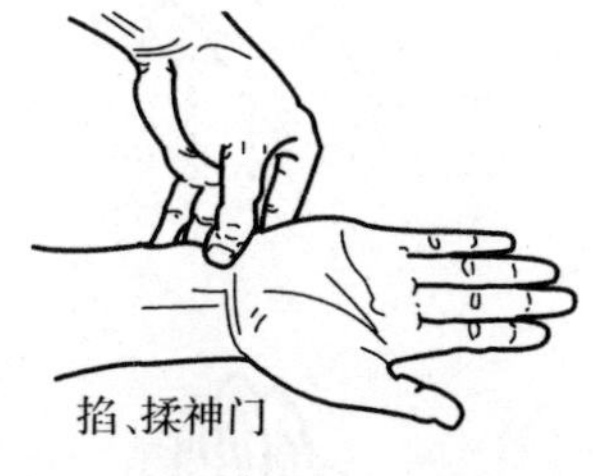

掐、揉神门

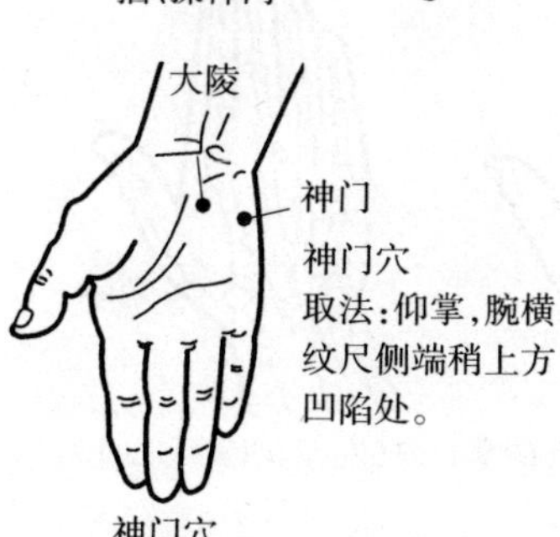

神门穴
取法:仰掌,腕横纹尺侧端稍上方凹陷处。

神门穴

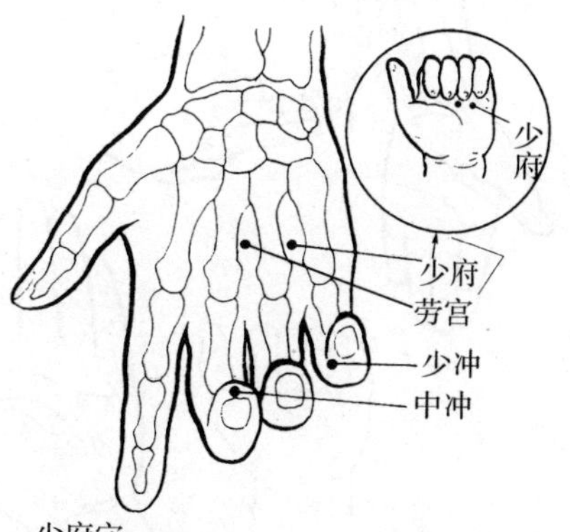

少府穴
取法:握拳时小指与无名指指尖间到达的掌心处。
少冲穴
取法:小指挠侧距指甲角1分许。

三、心包经：曲泽、间使、内关、大陵、中冲、劳宫、外劳宫（奇）

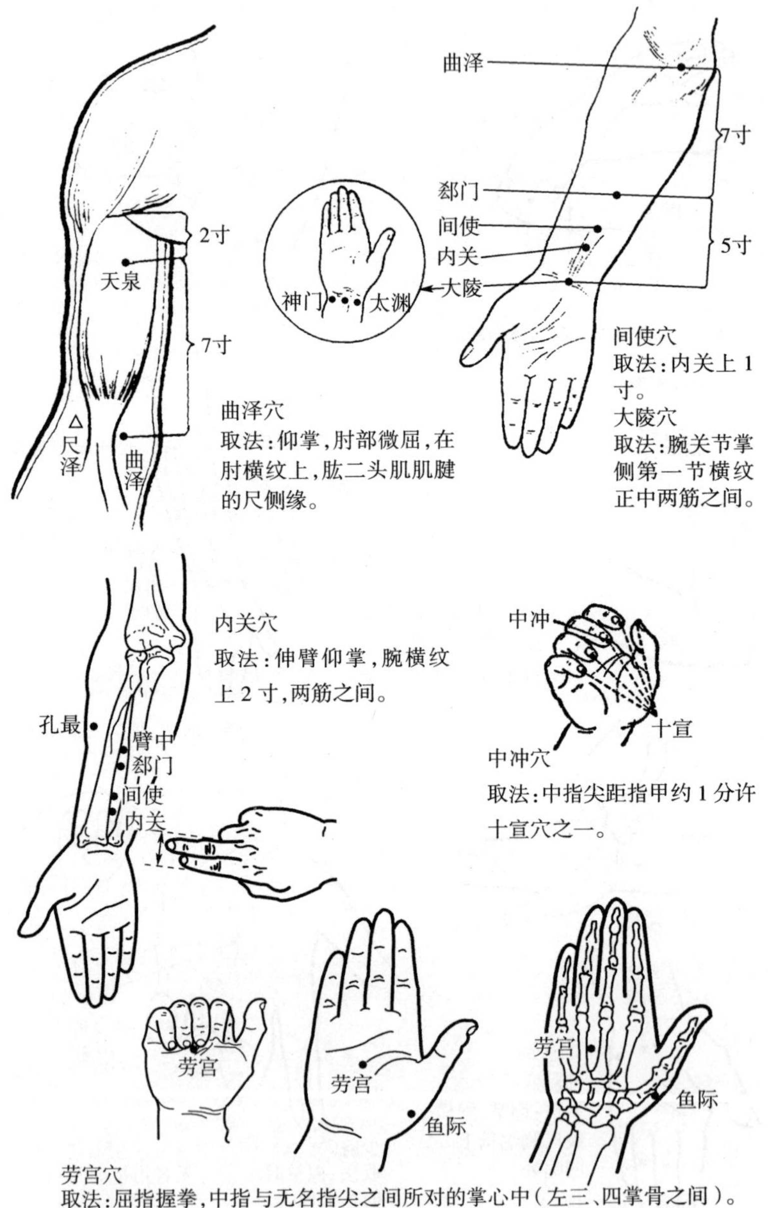

劳宫穴
取法：屈指握拳，中指与无名指尖之间所对的掌心中（左三、四掌骨之间）。
外劳宫穴
取法：穴在手背、劳宫穴的对应点。

四、大肠经：商阳、二间、三间、合谷、阳溪、温溜、下廉、上廉、曲池、手三里、手五里、臂臑、肩髃

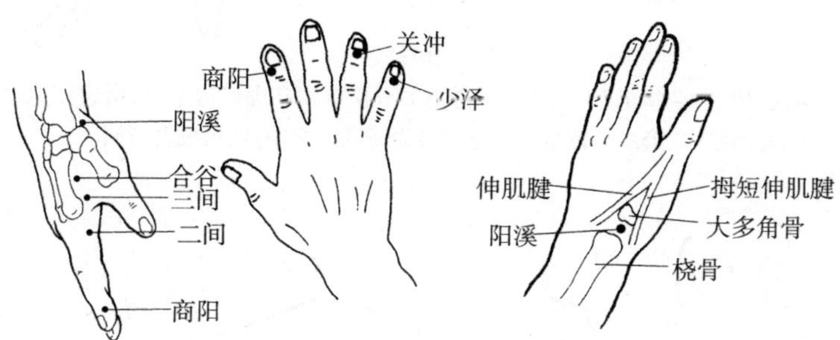

商阳穴
取法:食指桡侧距指甲角后 1 分许。
二间穴
取法:食指掌指关节桡侧前凹陷处。
三间穴
取法：食指桡侧第二掌骨小头之后方凹陷处,握拳取穴。

阳溪穴
取法：腕背横纹桡侧端凹陷处,即当拇指上翘时,拇长、短伸肌腱之间凹陷中。

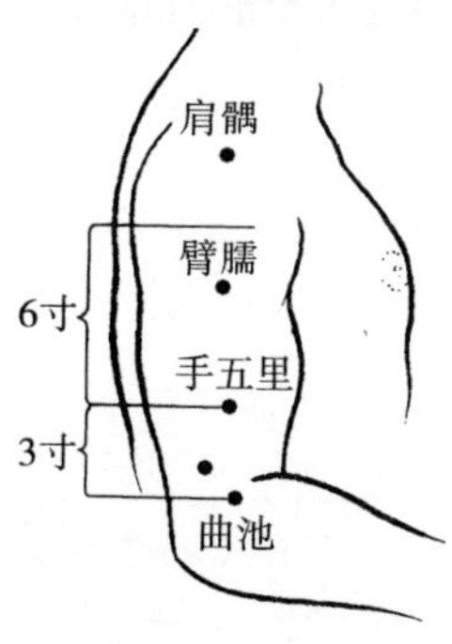

手五里穴
取法：曲池穴上 3 寸,微向内斜。

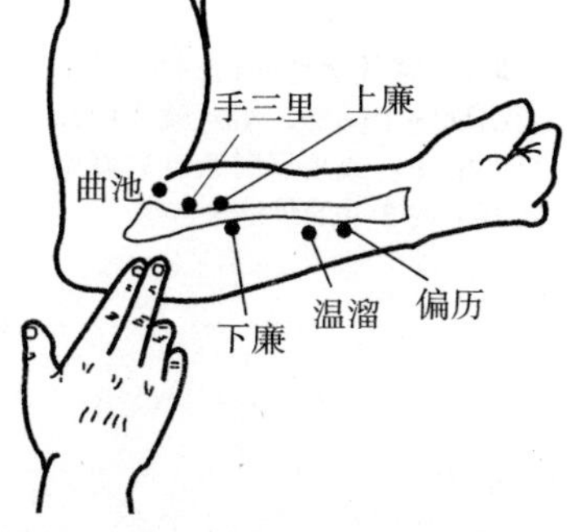

曲池穴
取法:曲肘成 90° ,肘横纹桡侧头稍外方。
手三里穴
取法:在曲池穴下 2 寸。
温溜穴
取法:阳溪穴上 5 寸,并在阳溪与曲池穴的联线上。
下廉穴
取法:在曲池穴下 4 寸。
上廉穴
取法:在曲池穴下 3 寸。

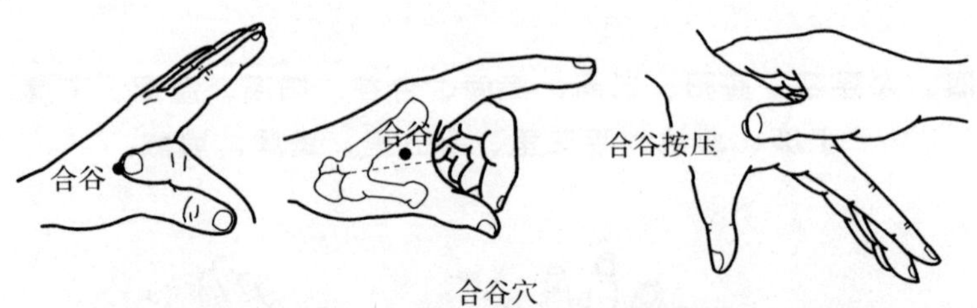

合谷穴

取法：拇、食两指张开，以另一手拇指关节横纹放在虎口边上，拇指尖到达之处，亦即第一、第二掌骨结合部与虎口边缘联线之中点，稍偏食指侧。

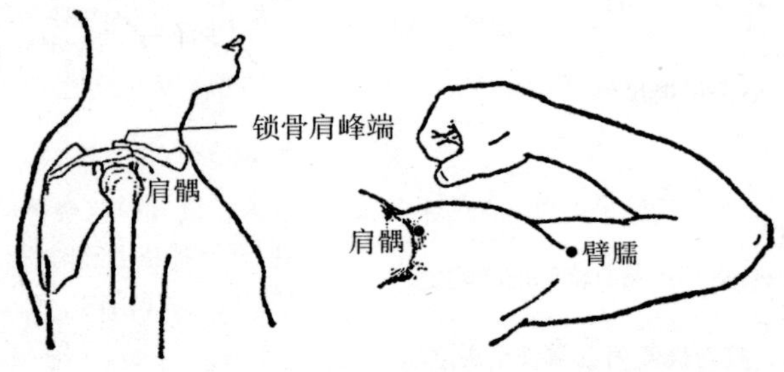

肩髃穴

取法：臂外展平伸，在肩关节上出现两个凹陷，本穴就在前面凹陷中。或垂肩时锁骨肩峰端直下约2寸的骨缝中。

臂臑穴

取法：上臂外侧，三角肌止点稍前处。

五、小肠经：少泽、前谷、后溪、腕骨、阳谷、养老、小海

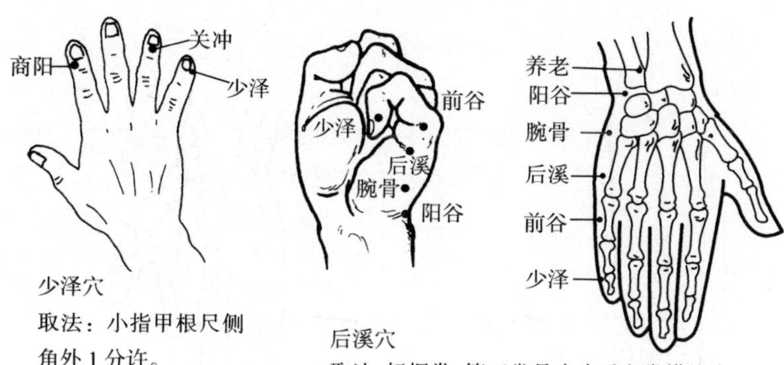

少泽穴

取法：小指甲根尺侧角外1分许。

后溪穴

取法:轻握拳,第五掌骨小头后方掌横纹头。

腕骨穴

取法:手背尺侧,第五掌骨与钩骨之间凹陷处。

前谷穴

取法:第五掌指关节前尺侧,握拳时掌指关节前之横纹头赤白肉际处。

阳谷穴

取法:腕背横纹尺侧端凹陷处。

尺骨鹰嘴

小海

肱骨内上髁

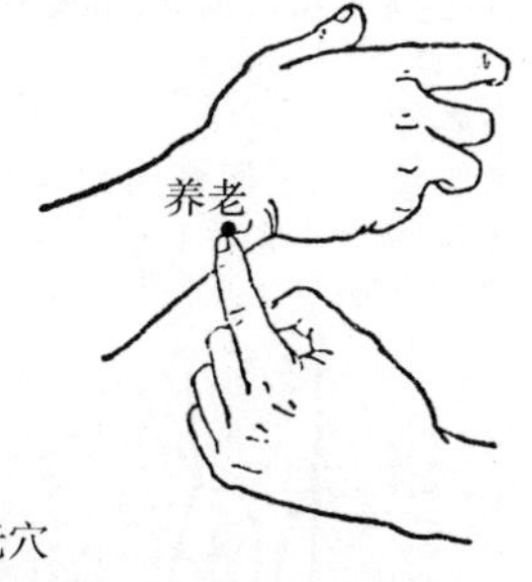

小海穴

取法:肘关节后、屈肘、尺骨鹰嘴与肱骨内上髁之间。

养老穴

取法:屈肘,掌心对胸,尺骨小头桡侧缘上2分,骨缝中。

六、三焦：关冲、液门、中渚、阳池、外关、支沟、三阳络、天井、清冷渊、消泺、臑会、肩髎

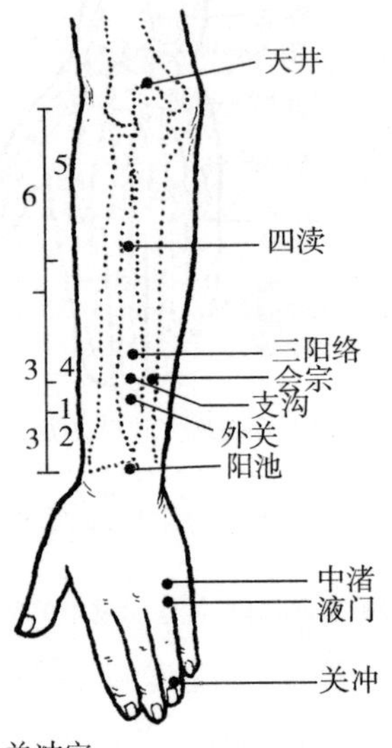

关冲穴

取法：无名指尺侧端，距指甲角后缘1分许。

中渚穴

取法：俯掌，轻握拳、手背第四、五掌骨间，掌骨小头后1寸。

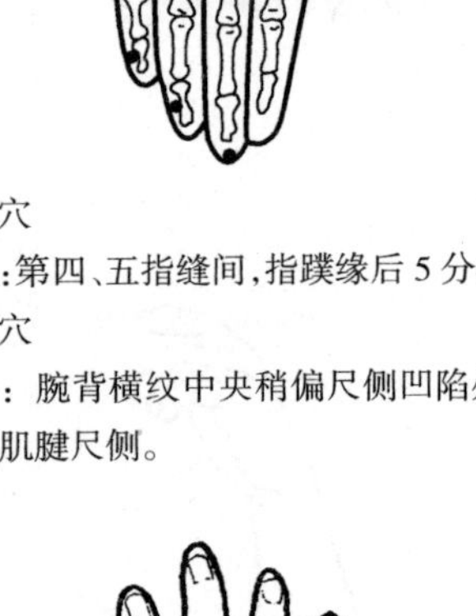

液门穴

取法：第四、五指缝间，指蹼缘后5分处。

阳池穴

取法：腕背横纹中央稍偏尺侧凹陷处，指总伸肌腱尺侧。

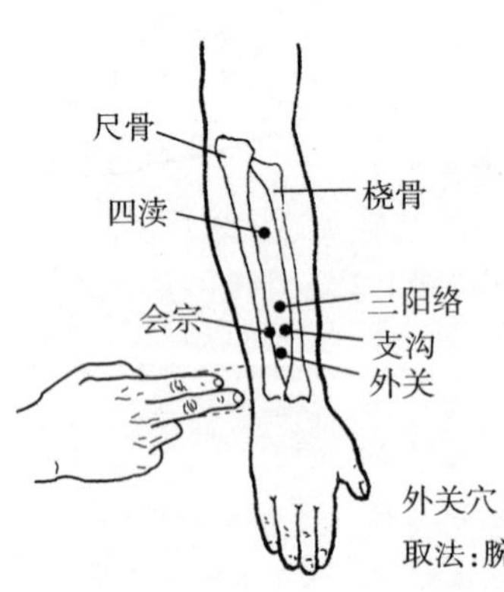

支沟穴

取法：外关穴直上1寸。

三阳络穴

取法：支沟穴上1寸，桡、尺两骨之间。

外关穴

取法：腕背横纹上2寸两骨之间。

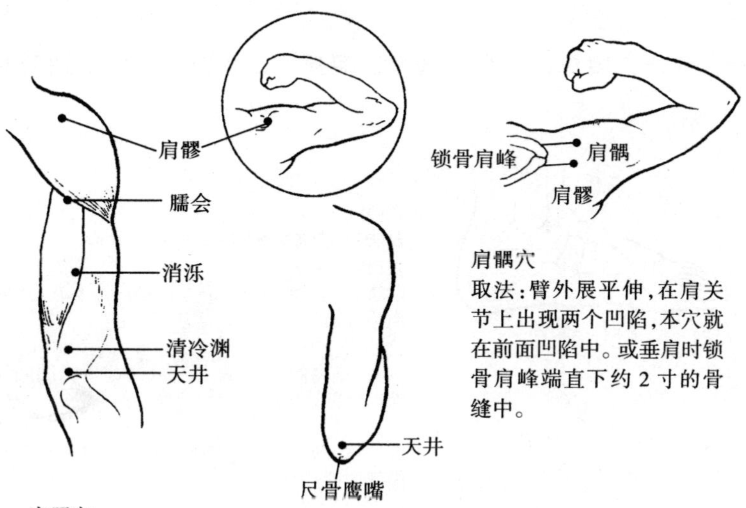

肩髃穴

取法：臂外展平伸，在肩关节上出现两个凹陷，本穴就在前面凹陷中。或垂肩时锁骨肩峰端直下约 2 寸的骨缝中。

肩髎穴

取法：肩峰的后下际，上臂外展、肩髃穴后的 1 寸的凹陷处。

天井穴

取法：尺骨鹰嘴（肘尖）上方，屈肘时呈凹陷处取之。

清冷渊穴

取法：天井穴上 1 寸屈肘取之。

消泺穴

取法：肘尖上 6 寸，清冷渊与臑会穴联线之中点。

臑会穴

取法：肩髎穴与尺骨鹰嘴的联线上，在三角肌的后缘处。

七、脾经：隐白、太白、公孙、商丘、三阴交、血海、阴陵泉

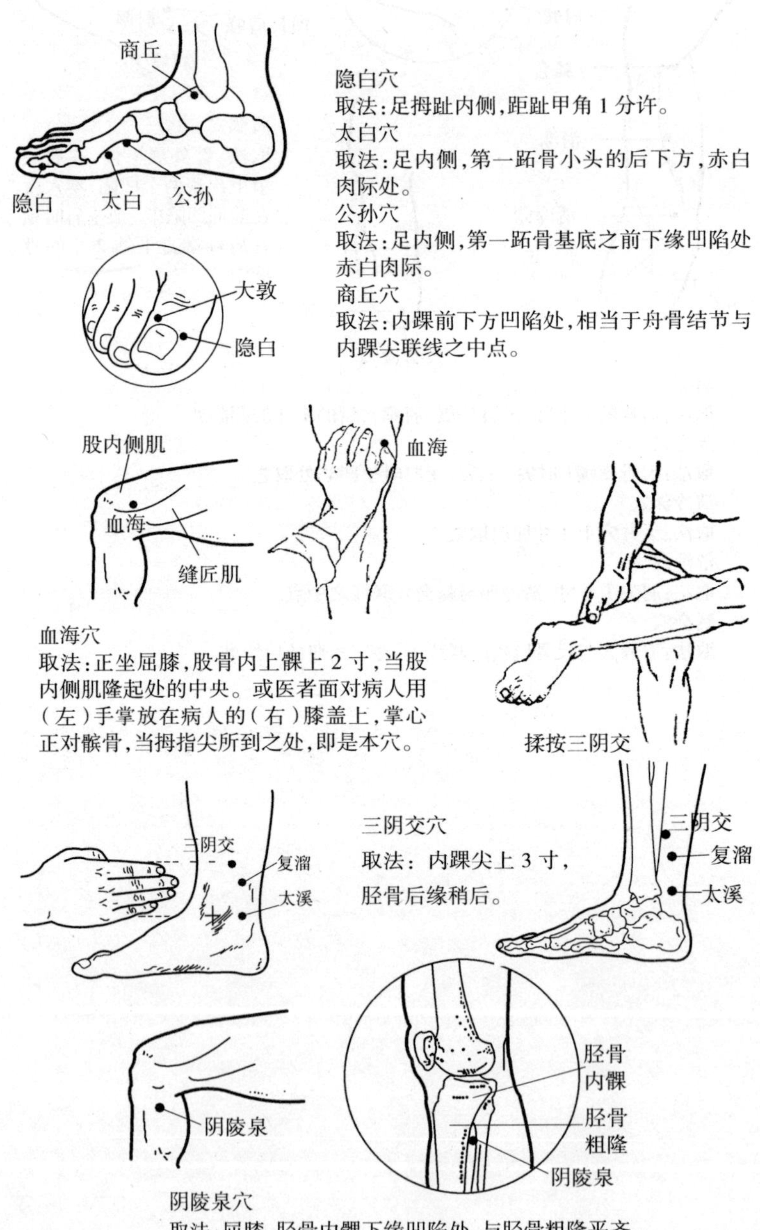

隐白穴

取法：足拇趾内侧，距趾甲角 1 分许。

太白穴

取法：足内侧，第一跖骨小头的后下方，赤白肉际处。

公孙穴

取法：足内侧，第一跖骨基底之前下缘凹陷处赤白肉际。

商丘穴

取法：内踝前下方凹陷处，相当于舟骨结节与内踝尖联线之中点。

血海穴

取法：正坐屈膝，股骨内上髁上 2 寸，当股内侧肌隆起处的中央。或医者面对病人用（左）手掌放在病人的（右）膝盖上，掌心正对髌骨，当拇指尖所到之处，即是本穴。

揉按三阴交

三阴交穴

取法：内踝尖上 3 寸，胫骨后缘稍后。

阴陵泉穴

取法：屈膝，胫骨内髁下缘凹陷处，与胫骨粗隆平齐。

八、肾经：涌泉、太溪、照海、复溜、阴谷

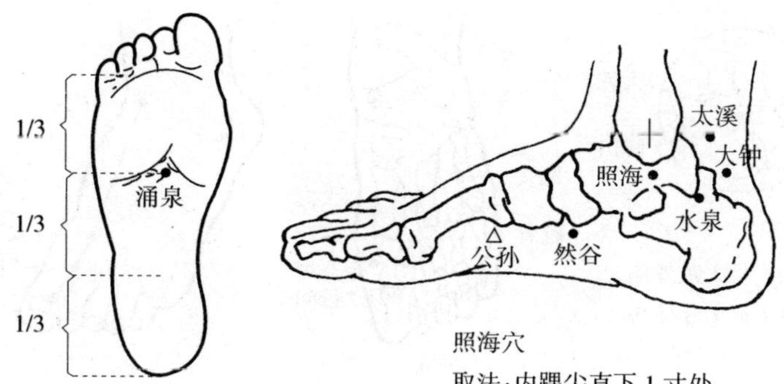

涌泉穴

取法：足底（不包括脚趾）前、中 1/3 交界处，当第二、第三趾跖关节后方，踡足时呈凹陷处

照海穴

取法：内踝尖直下 1 寸处。

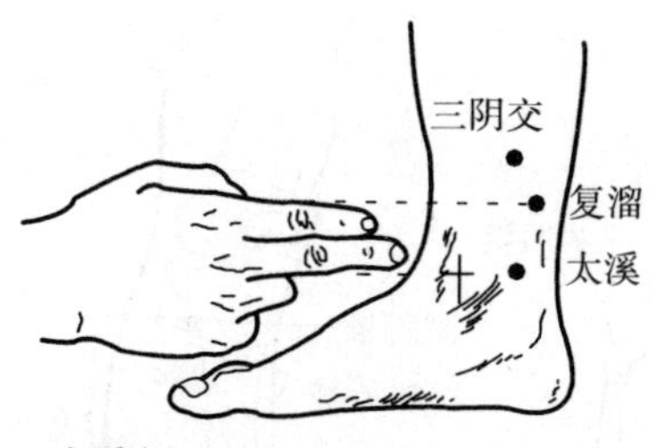

太溪穴

取法：内踝尖与跟腱联线的中点。

复溜穴

取法：内踝尖上 2 寸，胫骨内缘后 5 分。

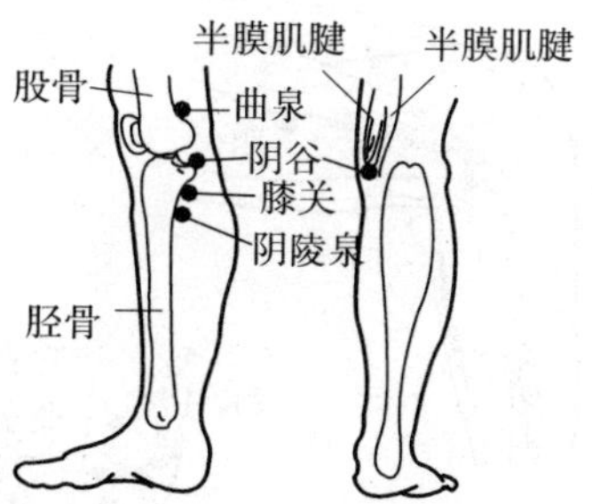

阴谷穴

取法：正坐屈膝，腘窝横纹内侧端，两筋间取之。

九、肝经：大敦、行间、太冲、蠡沟、曲泉

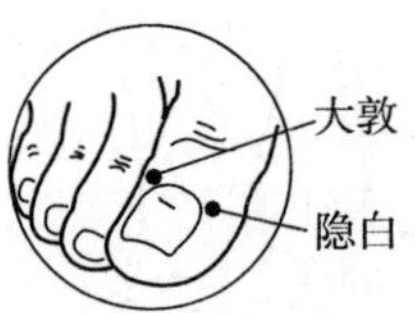

大敦穴

取法：足大趾外侧，距甲根部 1 分许。

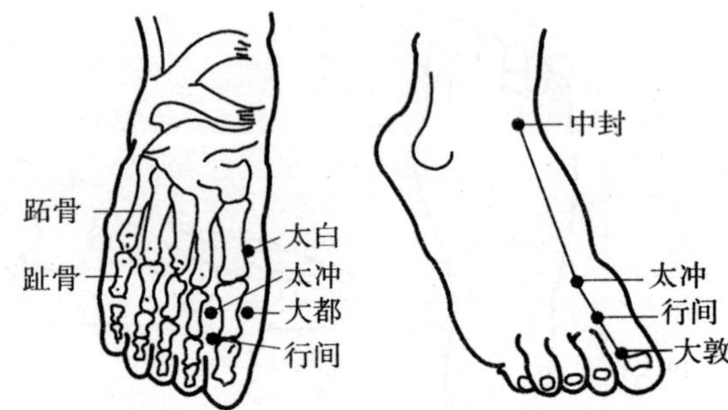

太冲穴

取法：足背第一、二趾缝间上 1.5 寸处。即第一，二跖骨接合部之前凹陷处。

行间穴

取法：足背第一、二趾趾缝后约 5 分处，亦即趾蹼缘后方赤白肉际处。

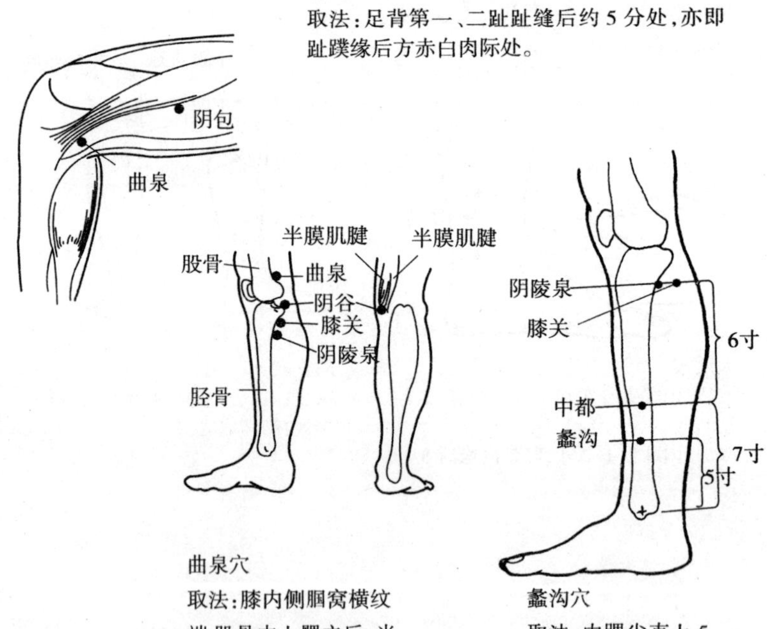

曲泉穴

取法：膝内侧腘窝横纹端，股骨内上髁之后、半膜肌腱停止部之前缘。

蠡沟穴

取法：内踝尖直上 5 寸，胫骨内缘。

十、胃经：髀关、伏兔、梁丘、足三里、上巨虚、下巨虚、解溪、冲阳

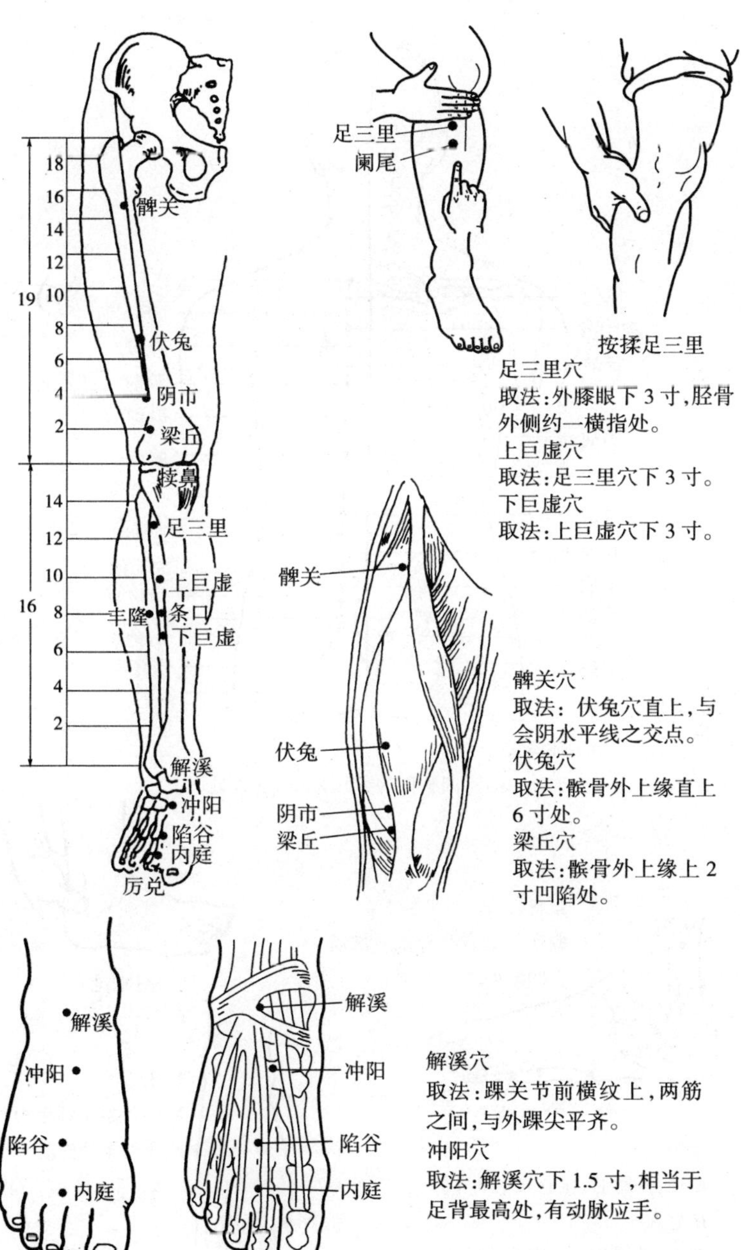

足三里穴

取法：外膝眼下3寸，胫骨外侧约一横指处。

上巨虚穴

取法：足三里穴下3寸。

下巨虚穴

取法：上巨虚穴下3寸。

髀关穴

取法：伏兔穴直上，与会阴水平线之交点。

伏兔穴

取法：髌骨外上缘直上6寸处。

梁丘穴

取法：髌骨外上缘上2寸凹陷处。

解溪穴

取法：踝关节前横纹上，两筋之间，与外踝尖平齐。

冲阳穴

取法：解溪穴下1.5寸，相当于足背最高处，有动脉应手。

十一、膀胱经：肺俞、承扶、殷门、委中、跗阳、昆仑、京骨、至阴

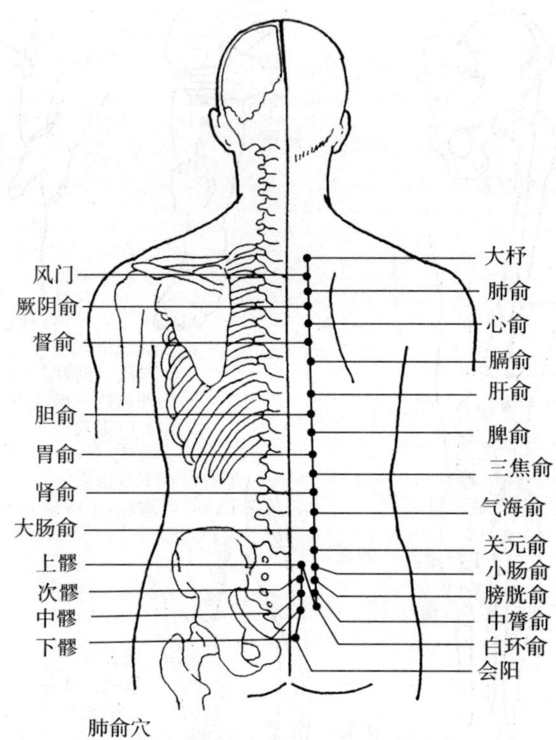

肺俞穴

取法：第三、四胸椎棘突间旁开 1.5 寸处。

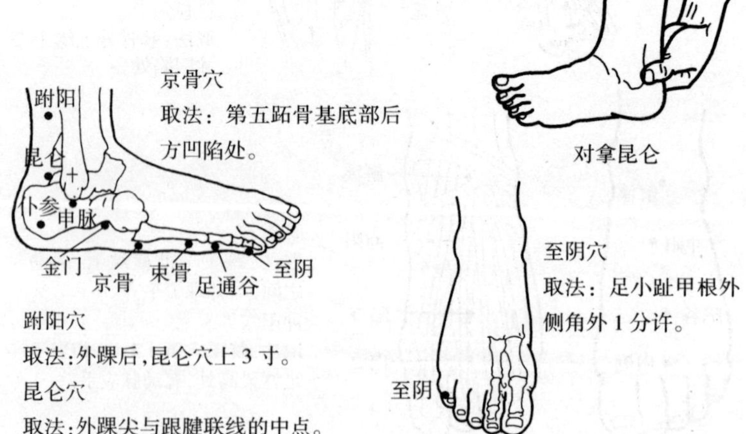

京骨穴

取法：第五跖骨基底部后方凹陷处。

至阴穴

取法：足小趾甲根外侧角外 1 分许。

跗阳穴

取法：外踝后，昆仑穴上 3 寸。

昆仑穴

取法：外踝尖与跟腱联线的中点。

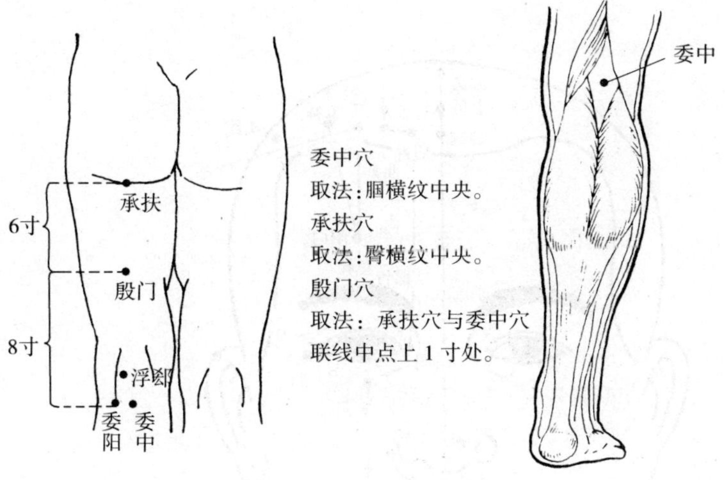

委中穴
取法:腘横纹中央。
承扶穴
取法:臀横纹中央。
殷门穴
取法：承扶穴与委中穴联线中点上1寸处。

十二、胆经：足窍阴、临泣、环跳、风市、中渎、膝阳关、阳陵泉、阳辅、悬钟、丘墟、侠溪

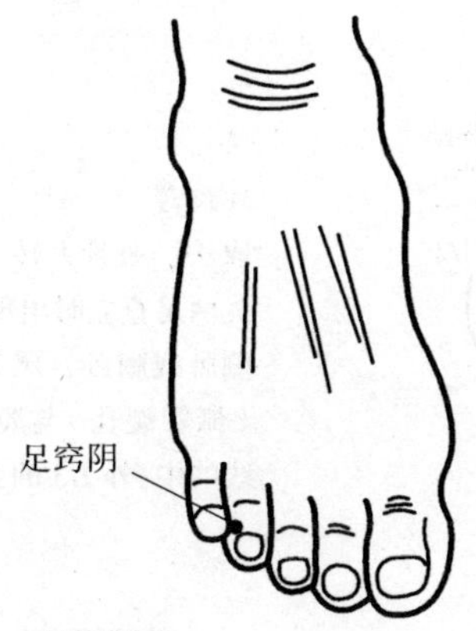

足窍阴穴
取法:第四趾外侧,趾甲角后约1分处。

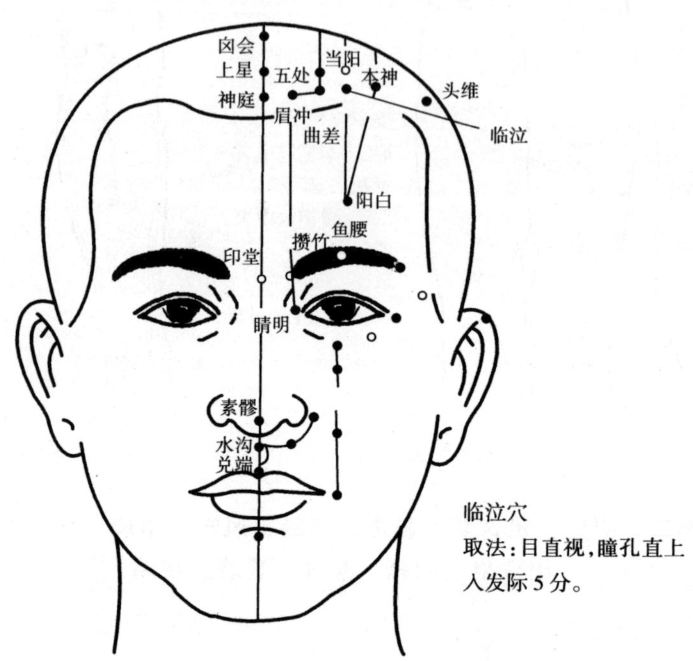

临泣穴

取法：目直视，瞳孔直上入发际5分。

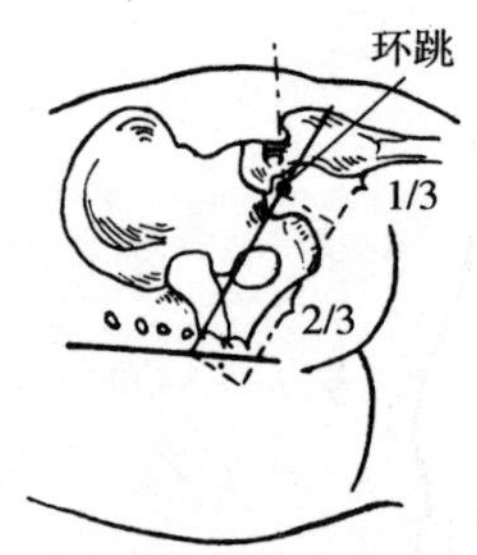

环跳穴

取法：股骨大转子的后方，并拢两足直立时出现的凹陷处。侧卧或腑卧，尾骨尖上2寸，（骶管裂孔）与股骨大转子联线的中、外1/3的交界处。

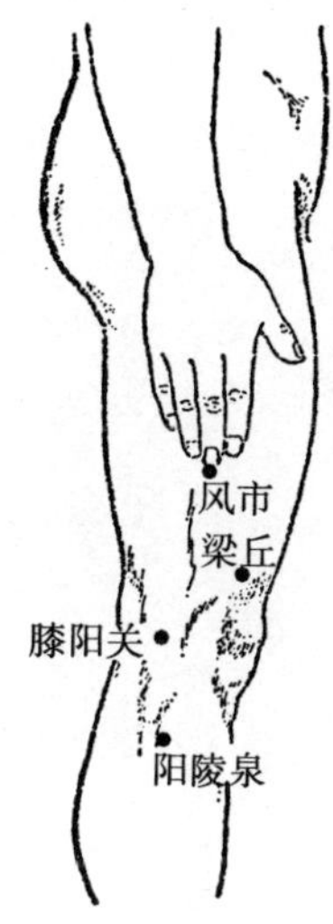

风市穴

取法：大腿外侧，直立，两手自然下垂，中指尖所到之处。

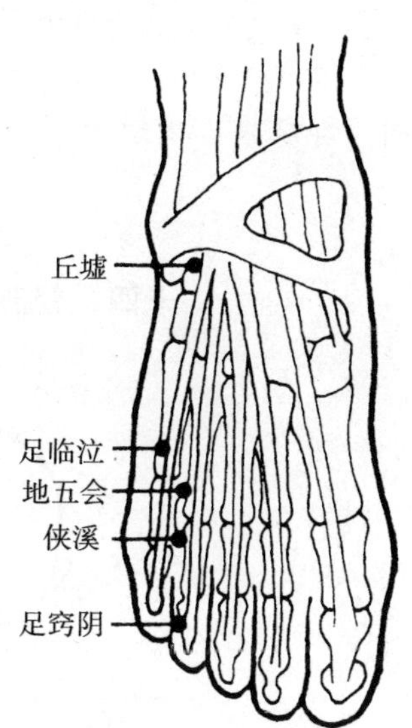

丘墟穴

取法：外踝前下方凹陷处。

侠溪穴

取法：第四、五趾缝间，趾蹼缘之上。

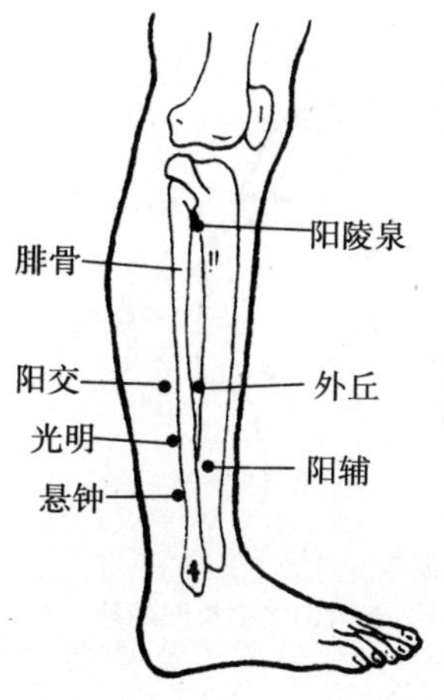

阳陵泉穴

取法：小腿外侧，腓骨小头前下缘凹陷处。

阳辅穴

取法：外踝尖上 4 寸，腓骨前缘处。

悬钟穴

取法：外踝尖直上 3 寸，腓骨后缘。

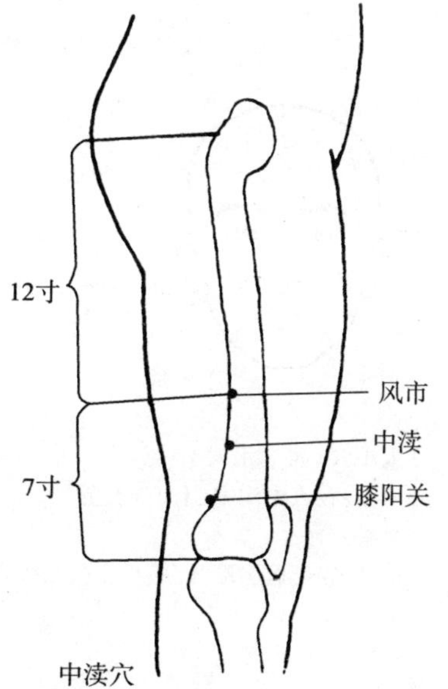

中渎穴

取法：风市穴下 2 寸。

膝阳关穴

取法：阳陵泉穴直上 3 寸，股骨外上髁之上方凹陷处。

十三、任脉：神阙

神阙（即脐眼）不配图。

十四、督脉：百会、人中、兑端

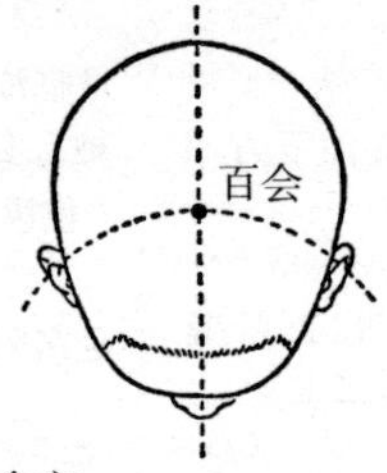

百会穴

取法：后发际上 7 寸，约当头顶正中线与两耳尖联线之交点。

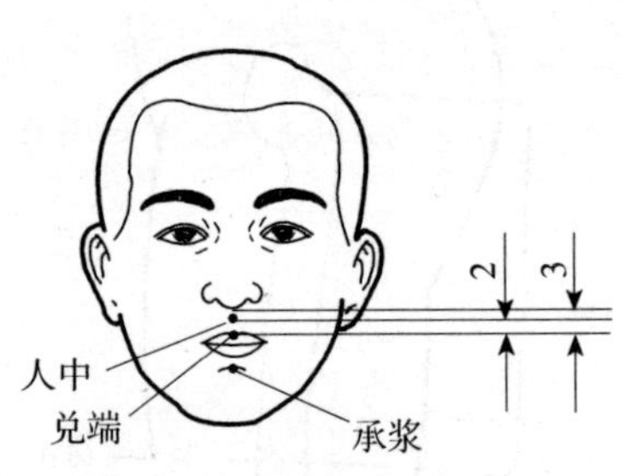

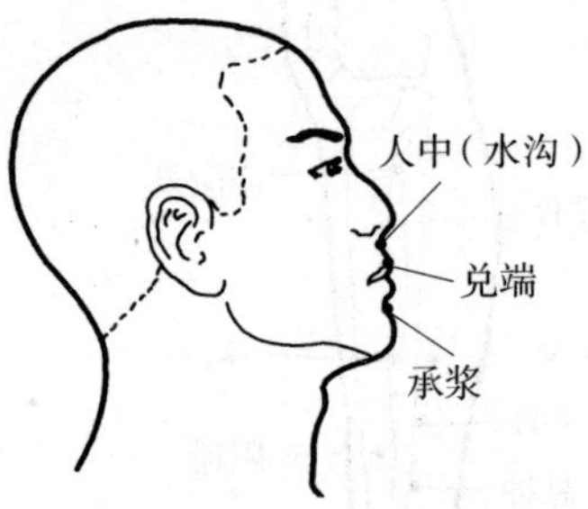

人中穴（又名水沟）

取法：在人中沟中，上 1/3 交界处。

兑端穴

取法：在上唇尖端、红唇与皮肤相接处。

承浆穴

取法：颏唇沟之中央凹陷处。

十五、奇穴：阑尾穴、女福、尔晋

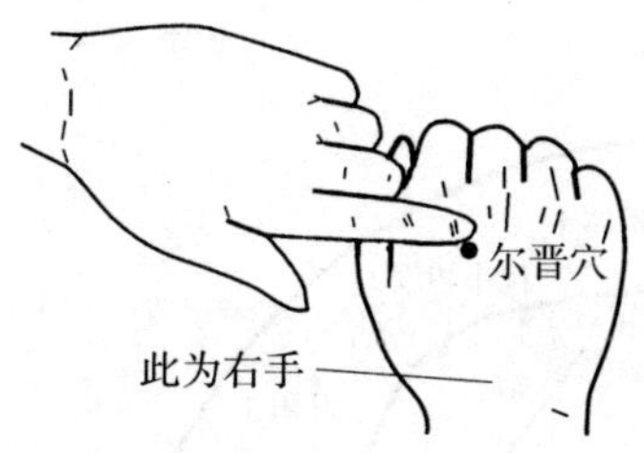

尔晋穴
取法：手背第二、三手指掌骨间，掌指关节后一横指处。

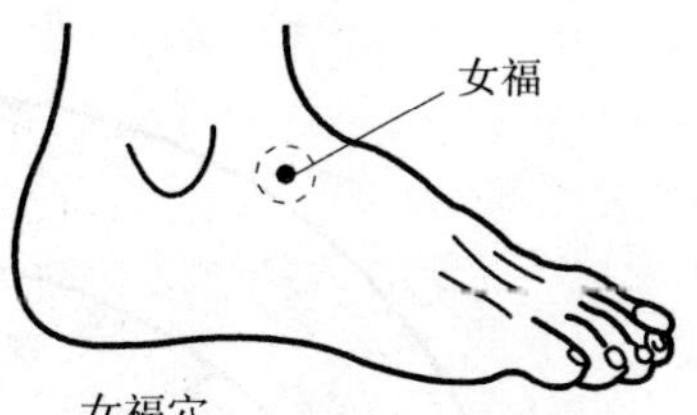

女福穴
取法：在外踝前约 1 寸处，肌肉微凸，找到两骨缝间凹陷处，压时痛点敏感处即是。

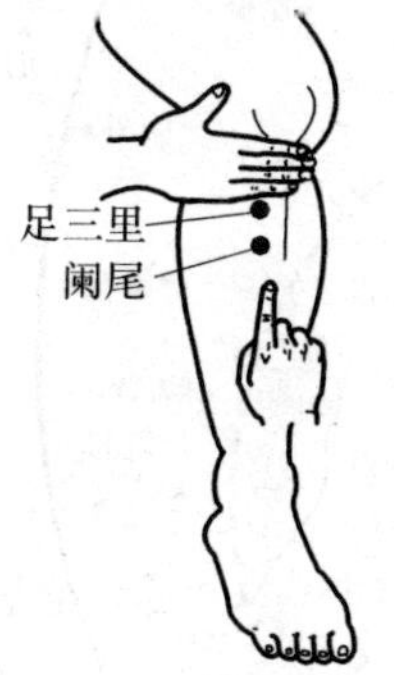

阑尾穴
取法：足三里穴下 2 寸。

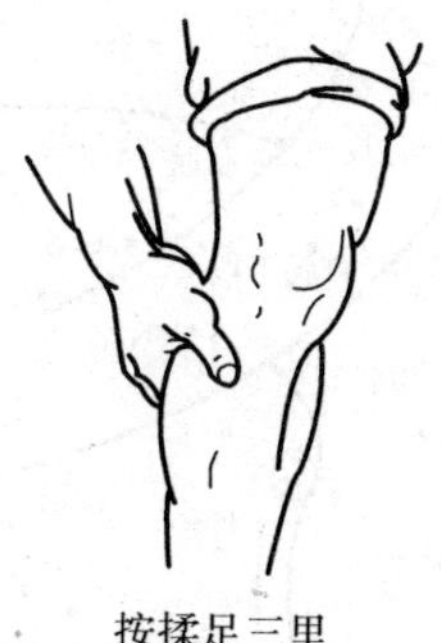

按揉足三里

足三里穴
取法：外膝眼下 3 寸，胫骨外侧约一横指处。

十六、新穴：落零五

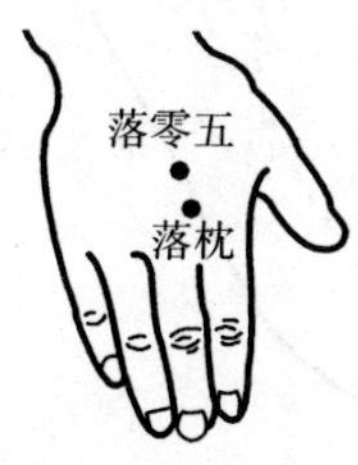

落零五穴
取法：落枕穴上 5 分。
落枕穴
取法：手背第二、第三掌骨间，掌指关节后 5 分处。

十七、耳图

耳尖
扁桃体 1
枕小神经
趾
阑尾点 1
跟
踝关节
指
肝阳 1
痔核点
(肛门)
降压点
外生殖器
神门
膝关节
荨麻疹
子宫
肝炎点
轮 1
喘点
髋关节
腕
尿道
盆腔
膝
便秘点
直肠下段
股关
肝阳 2
热穴
骶椎
交感
坐骨
臀
外生殖器
前列腺
腰痛点
肘
尿道
膀胱
输尿管
肾
腹外
外耳
肛门
大肠
醉点
胰胆
腹
阑尾
阑尾点 2
轮 2
直肠下段
腹水
心脏点
小肠
胰腺点
腰椎
膈
肩
甲状腺
耳中
十二指肠
肝
肝硬化
胸(背)
屏尖
口
乳腺
支点
胃
下腹
食道
贲门
肝肿大区
渴点
咽喉
扁桃体 2
鼻眼净
神经点
新眼
肝炎区
外鼻
肾
气管
胸椎
肩关节
哑门
上
脾
腺
轮 3
心
内鼻
颈
饥点
上腹
结核点
甲状腺
支气管
三焦
牙痛点
支气管扩张点
肺点
锁骨
腮腺
颈椎
高血压点
脑点
脑干
皮质下
睾丸
平喘
喉牙
阑尾点 3
肩炎点
内分泌
兴奋点
目2
卵巢
枕
太阳
升压点
目 1
额
顶
轮 4
下腭
下颌
扁桃体 3
舌
上颌
上腭
神经衰弱点
拔牙麻酸点
内耳
轮 5
眼
面颊区
*在内侧
扁桃体 4
轮 6

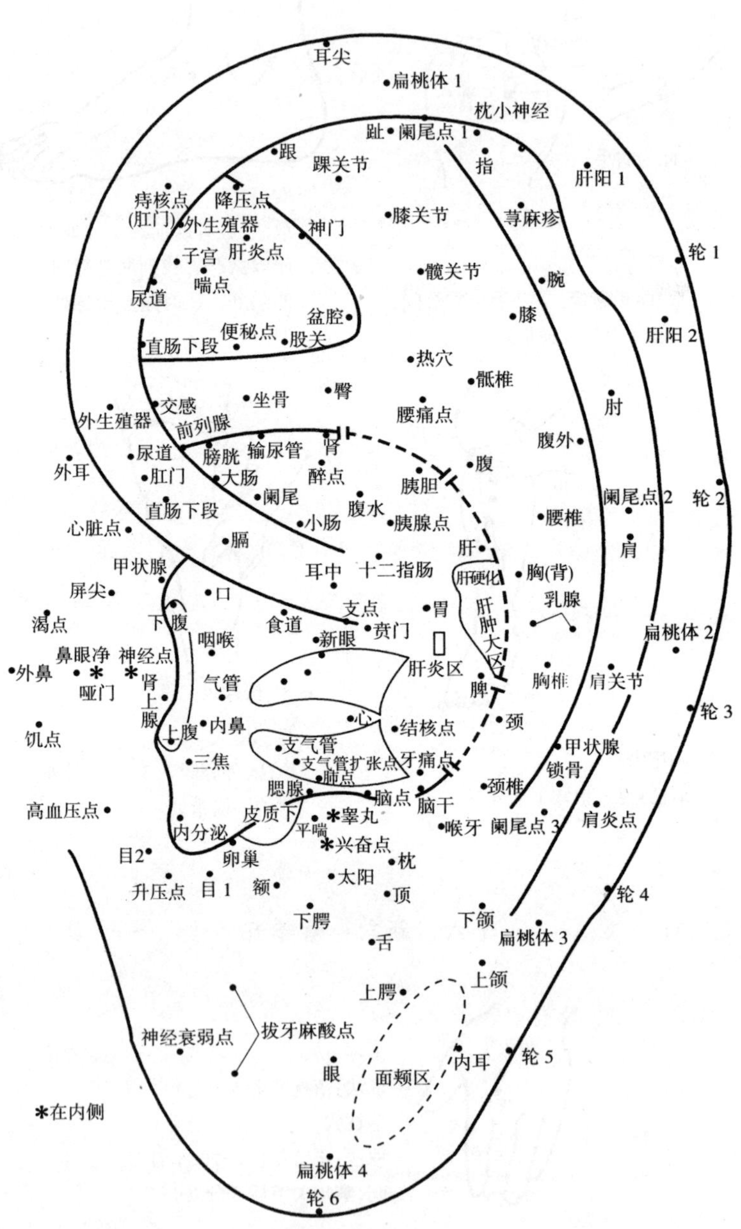

十八、手图

头顶点（皮质下）
关冲
呃逆点
呕胀点（中魁）
少冲
少泽
牙
偏头点（太阳）
商阳
喉痛点
后头点（枕）
会阴
前头点（额）
前谷
头颈淋巴结
多汗退热点
二间
脊柱点
液门
坐骨
中渚
肩点
三间
咽喉点
外气管
颈项点
外右肺
腹泻
外左肺
肠炎点
腰腿点
内外肋骨
肩
后溪
癫狂高血压（合谷）
眼
少商
颈椎
胸
肘关节
声带
腕骨
膝关节
升压点
子宫颈
腹股沟
踝点
阳谷
生殖腺
股关节
内髋
腹部淋巴结
子宫
前列腺
髋关节
外髋
阳池
阳溪
养老
放松腹部
阴道
尿道
阴茎
外生殖器
偏历
外关
直肠肛门
阳溪穴上4寸
会宗
支沟
坐骨神经
温溜

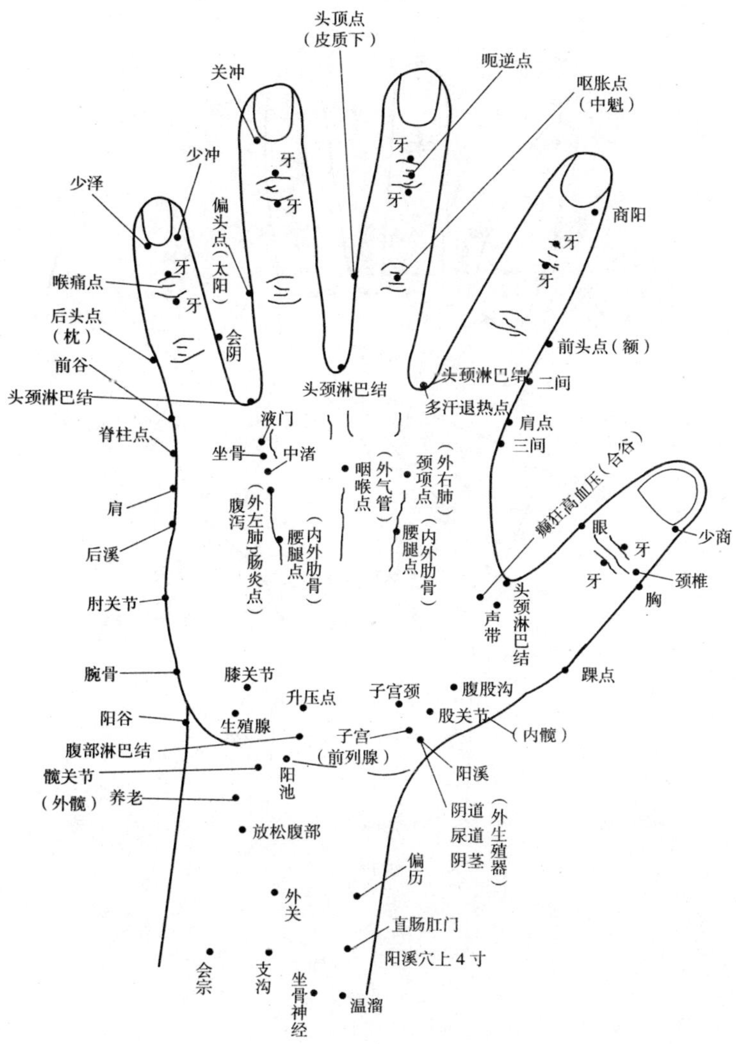

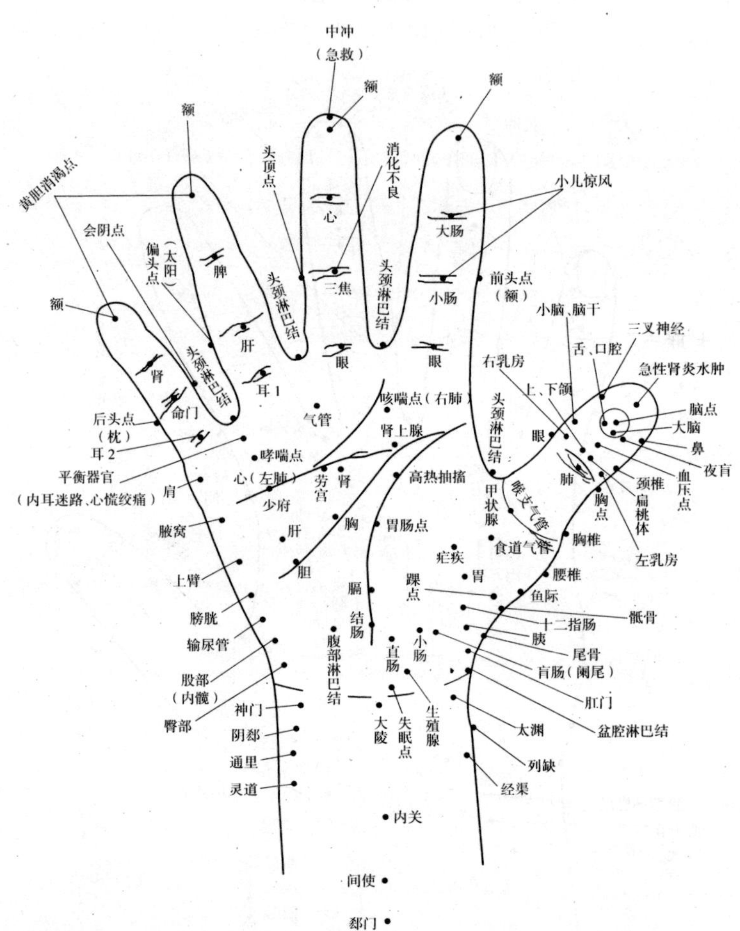
中冲
（急救）
额
额
额
额
黄胆消渴点
会阴点
偏头点
（太阳）
脾
肝
肾
命门
耳1
头顶点
消化不良
心
三焦
头颈淋巴结
眼
小儿惊风
大肠
小肠
前头点
（额）
后头点
（枕）
耳2
平衡器官
（内耳迷路、心慌绞痛）
肩
腋窝
上臂
膀胱
输尿管
股部
（内髋）
臀部
神门
阴郄
通里
灵道
气管
哮喘点
心（左肺）
少府
劳宫
肾
肝
胆
胸
咳喘点（右肺）
肾上腺
高热抽搐
胃肠点
膈
结肠
腹部淋巴结
直肠
小肠
大陵
失眠点
生殖腺
内关
间使
郄门
疟疾
胃
踝点
右乳房
上、下颌
眼
肺
甲状腺
喉支气管
食道气管
小脑、脑干
三叉神经
舌、口腔
急性肾炎水肿
脑点
大脑
鼻
夜盲
颈椎
扁桃体
血压点
胸点
胸椎
左乳房
腰椎
鱼际
骶骨
十二指肠
胰
尾骨
盲肠（阑尾）
肛门
盆腔淋巴结
太渊
列缺
经渠

附录四

敬告读者

应广大热心读者的强烈要求，我们决定在全国各地以市、县为单位，成立“人体╳形平衡法”学习兴趣小组，具体事宜请与各地小组组长联系，名单附后。尚未成立的市、县，有兴趣的读者可直接与本书责任编辑疏利民先生联系。条件成熟，我们再组织举办培训班，让更多的有识之士加入到弘扬中医的队伍中来。

据热心的读者反映，周老的《人体药库学》三部曲在全国市场上不少地方都已出现了盗版，且缺页不少，错讹较多，严重影响了广大读者的切身利益。在这里，我们真诚地希望广大热心读者自觉抵制盗版图书，若当地的新华书店买不到，请在淘宝中搜店铺“合肥工业大学出版社网店”。读者 24 小时咨询热线 13855170860。

在这里，我们欣喜地告诉大家，周尔晋先生的 8 本著作都已问世，具体包括《人体药库学》三部曲，即《人体╳形平衡法》《人体药库学》《火柴棒医生手记》，“人体生态平衡二重唱”，即《人体生态平衡论》《简易╳形平衡法》以及《火柴棒医生文集》和《周氏养生保健手书集萃》（上、下册）。

2008 年 11 月 15—16 日“人体╳形平衡法”全国首届研讨会在合肥成功举办，在广大学员中引起了强烈的反响，许多学员要求今后长期举办。2009 年 4 月、11 月我们先后在武汉、厦门举行了第二、第三次研讨会，再次掀起了广大╳友学习人体╳形平衡法的高潮。2010 年 3 月和 5 月，我们在深圳和浙江义乌又成功地召开了“人体╳形平衡法”第四次第五次全国交流大会，深受广大学员的好评。随着全国各地咨询交流点的增多，来电咨询的读者也越来越多，请各地小组组长须耐心倾听，联系方式若有所变动，请也及时与本书责编联系，多谢合作。

为了更好地为广大读友服务，周尔晋之子周淳先生接过周老的接力棒在省城合肥不定期为大家服务，开设有“火柴棒医生养生馆”（周尔晋文化传播有限公司），具体地址：合肥市庐阳区双岗万豪广场方兴巷子二楼2031—2032。与此同时他还注册了“北京周尔晋国际中医药研究院”，合肥教学地点在合肥市经开区中环城A座1109室。

养生馆的营业时间是每天上午9：30至下午5：30，中午不休息，周六、周日照常营业。联系人：周淳18909669604，周爱玉15255106395。

全国各地咨询交流点

安徽省

合肥市“人体X形平衡法”咨询、交流活动时间与地点：

（1）每月30日（2月份为最后一日）下午2点30分，风雨无阻。

（2）合肥市金寨路与环城南路交叉口东南角街心公园的迎曦亭内。

（3）通讯地址：安徽省合肥工业大学66号信箱（出版社）疏利民收，邮编：230009。

（4）咨询电话：0551—62903018

联系人：疏利民　午休时间12：00—14：30，请勿打扰

秦本聪　合肥市肥西县上派镇包公路12号桥北旅社
邮编：231200　手机：15256940955

姚　武　合肥市　手机：18919615944

李用象　合肥市　手机：15256028605

蔡传银　合肥市　手机：13696512615

丁黎华　合肥市　手机：13856924903

程　平　合肥市　手机：13955100675

陈云翠　合肥市　手机：13956031062

赵宗藩　合肥市马鞍山南路金地国际城6栋402室
邮编：230000　电话：0551—63457518
手机：13305510119

杜贞琴　中医世家疼痛康复中心隆岗菜市场1号门面
手机：15156047129　13655697862

程守连　灵璧县夏楼镇古城村张电会转
邮编：234219　手机：13721280132

曹同明　凤阳县总铺镇孙岗村上曹队

邮编：233100　电话：0550—6362411

邢宗祥　固镇县谷阳西路（城关镇政府东侧）仁爱整脊推拿中心　邮编：233700　手机：13655526473
E-mail：tuina520@126．com

王永义　安徽省凤阳县武店镇和平路192号
邮编：233113　电话：0550—6287562

牛先明　青阳县朱备镇将军村
邮编：242800　电话：0566—5470099
手机：18756633440

杨　浩　淮北市食品药品监督管理局
邮编：235000　电话：0561—3887067/211621
手机：13685618787

李小毛　黄山市黄山区太平盛市B栋2号御生堂李氏穴位按摩足疗中心
李氏穴位按摩足疗中心
邮编：245700　电话：0559—8509715
手机：13195593986

徐守玲　安徽滁州明光　手机：18955073090

任润生　合肥市屯溪路269号省地矿局
邮编：230051　手机：13155130651

杨志勤　安徽省叉车集团一村3栋407
邮编：230021　电话：0551—63655319

张　超　利辛县第一高级职业中学
邮编：236700　手机：13075036598
QQ：358053983

郭子桢　安徽省妇联办公大楼老干部活动室
邮编：230001　电话：0551—62607361

王著兰　宿州市雪枫路雪枫新村3—1—4号
电话：0557—3044168/3277646

周　礼　淮北市濉溪县临溪镇
邮编：235143　手机：13966150015

陈瑞祥　蚌埠市解放一路 319 号
　　　　邮编：233000　手机：13655521215

魏圣周　定远县炉桥镇河北魏村东队
　　　　邮编：233297　电话：0550—4432933
　　　　E-mail：W _ Zjj@ 163. com

郭庆丰　濉溪县有线电视台
　　　　邮编：235100　手机：13856178163

韩　勇　凤台县城关镇 801 大院 204201 信箱
　　　　邮编：232100　手机：15955415150

注： 全国各地学习小组，因时间过长，部分电话已停用，影响大家学习的兴趣，故值重印之际，删除其他地区，只留下安徽部分。倘若其他省市有弘扬×形的有识之士需要刊登联系方式，请与本书责任编辑疏利民先生联系，谢谢合作。

附录五

运用人体×形平衡法自病自治的体会

我叫丁黎华，是安徽合肥的一名退休职工，在有幸了解周尔晋的“人体×形平衡法”后，我受益匪浅。我用×形法治好了多年的腰痛和颈椎病，这使我重新获得了健康和快乐。

我十六岁时因腰部受伤引起腰椎盘4—5节膨出，十七岁时腰病引发坐骨神经痛，多年来腰痛一直折磨着我，特别是上床睡觉时，腰痛得不能翻身。年复一年，吃药无数都没能治好我的腰病，后来我不再治疗，腰痛得厉害时就吃止痛药，结果又把胃吃坏了。因为工作的关系我还有严重的颈椎病，最严重的是2002年，当时头都不能低，头晕、恶心，备受折磨，苦不堪言。

也就在那一年我得到了周老的《人体×形平衡法》一书，我看到那些穴位图时，没有细想就认为是医生看的书，便把它放在一边。几个月之后，儿子感冒老是不能痊愈，我担心他吃药太多对身体不好，无意间又拿起了这本后来让我爱不释手的书。看不懂图就先了解一下作者吧，于是我先看了书的后记，那是新安晚报社编辑马丽春的《周尔晋其人》一文，读完之后，一个手到病除的赤脚医生的形象就鲜活地展现再我眼前。我被周老的医术医德所感动，学习起来也有了动力，我开始认真看书，没想到的是，读着读着就豁然开朗了，感觉也没那么难懂了。

那段时间我坚持每天看书，然后针对自己的情况把治疗颈椎病、腰椎盘膨出作为重点，选择了一套简单方便的按压方法，即在每天看电视时棒压两手小指的少泽穴和两脚小脚趾的至阴穴，每穴压5分钟（《人体×形平衡法》第56页）。每天的治疗时间在20分钟左右，虽然每穴仅压短短5分钟，但是当时自己的病情较重，所以按压穴位时非常痛。我咬牙坚持每天做，压到第 4 天时，我已能感到颈椎两边的肌肉开始松了；压到第 23 天时，虽双肩疼痛难忍，但我仍然坚持按压；压到第 26 天时，我感觉颈椎已经正常了，活动自如。过去我连低头都困难，现在看书看报完全没有问题，原先我在电脑前坐十几分钟就受不了了，现在坐几个小时也没有什么不适的感觉。

按压那四个穴位的作用真大，不知不觉中我发现我的颈椎病好了，腰也不痛了，腿也不痛了，麻木多年的脚后跟也有了正常的知觉，感觉像是年轻了几十岁一样……特别是腰，原先做事都不敢用力，生怕把腰累坏，睡觉也不敢睡软床，经过一个多月的按压后，我现在睡什么床都行。几十年前得的病，几个月就好了，这多么神奇啊，要不是自己亲身经历，真是难以相信。

在那之后我买了多少本《人体×形平衡法》送给亲朋好友已记不清了，把×形法介绍给了多少亲朋好友也记不清了。我的想法是，能得到周老的书并认真去读去动手做的人是有福之人，因为他们只要做了，就一定能得到健康。因此我坚持用×形法给自己及家人治病和保健，也一直坚持向别人宣传，希望有更多的人从中受益，成为有福之人。

2009 年我退休后，在老年大学认识了现在的×友程大姐，从她那里知道了每个月都有×友在合肥环城公园组织义务的咨询活动。我在义务咨询点认识了许多×友，其中戴仁浩老师、秦本聪老师、杨志勤老师等给我留下了极深的印象，从 2002 年至今，他们每个月的月末都在那里为大家义务指导治病，十分令人感动。×友们在一起主要是交流治病的方法及体会、传递健康信息、分享×形法带来的健康和快乐，还帮助许多前来求治疾病的朋友学习×形法的治病要领。

我的体会是：第一要认真看周老的书，掌握基本理论；第二要大胆实践、勇于动手；第三是贵在坚持。

周老是一面旗帜，他不但帮助我们治疗身体上的疾病，而且让我们的精神境界也得以升华；编辑疏利民是撑起大旗的旗手，他为我们编辑出版了 8 本周老的书；我们都是跟随大旗的快乐之人，我们秉承周老的“奉献就是成功，健康就是幸福，写出来就是胜利”的无私奉献为人民的精神，把自己的经历告诉别人，把快乐和健康与别人分享。

感谢周老的×形法，感谢编辑疏利民为出版×形法系列图书付出的努力，感谢所有为宣传推广×形法而无私奉献的热心朋友们！

丁黎华

2011年4月27日

附录六

合肥周尔晋文化传播公司开业贺词

各位嘉宾、各位朋友：

大家上午好！

合肥周尔晋文化传播公司今天开业了！在这里我仅代表合肥广大×友向你们表示热烈的祝贺。合肥周尔晋文化传播公司的成立对我们广大×友来说是一件极好的事情，这为我们推广、宣传周老的人体×形平衡法创造了一个更大的平台，×友们也有了学习和实操的场所。有了合肥周尔晋文化传播公司老师的亲临指导，我相信今后广大×友的实操能力会更上一层楼。我们要更加努力学习，把人体×形平衡法普及给更多人，让人体×形平衡法在合肥大地上生根、开花、结果，让周老生前的“培养千万个家庭健康保健员，为人民大众健康保驾护航”的美好愿望得以实现。

我们合肥的这批老×友在周老的亲自指导下，不但治好了自身疾病，重获了健康，还一直自发地进行着“帮助别人，快乐自己”的公益宣传和助人活动，以期将周老无私奉献的精神和×形法发扬光大。自 2003 年以来，×形爱好者不断增加，×形队伍逐年壮大，大家坚持学习、互相交流，每月两次的活动从未间断。所以我们中间也有了许多可圈可点的高人，如：老×友秦本聪老师，他经过多年的刻苦钻研，在耳穴治病方面技高一筹，被誉为“耳穴王”；老×友刘凤民老师，多年来义务帮助别人治疗，用穴精准、手到病除，被称为“经典穴位一穴准”；老×友程平老师，热心助人，每年都要自费购买很多关于×形法的书籍送与亲朋好友，既宣传×形法又帮助别人解除病痛；青阳县农民牛先明，虽人在遥远的山村，但十几年来与合肥的×友会保持密切联系，他利用自己学到的×形法知识，义务在家乡为街坊邻居义务治病，默默奉献，深受当地百姓的信任和尊重。

这样无私奉献的×友不胜枚举，他们都是周老大爱的延续。我们感恩周老发明了人体×形平衡法，更感谢为宣传、推广×形法而无私奉献的所有朋友。现在有了合肥周尔晋文化传播公司的指导和支持，相信我们合肥×友会的活动会越办越好！我们要永远延续周老的大爱精神，让人体×形平衡法惠及全国，走向世界！这是我们的愿景，也是我们的奋斗目标！

再次恭祝合肥周尔晋文化传播公司开业大吉！

合肥×友　**丁黎华**

2015 年 11 月 18 日

附录七

斯人已去，芳馨永在

——在纪念周尔晋先生逝世三周年活动上的讲话

各位×友，大家好。今天是2017年3月18日，我们相聚在这里，怀着崇敬的心情缅怀周尔晋先生。三年前，他静静地离开了这个世界，离开了他至爱的亲人和无数的×友。作为代表，我提议，让我们全体起立向周老三鞠躬。

当你用一根火柴棒治好自己的疾病时，你对健康的理解会比别人更深刻，也必定会对医者有着无比的感激和崇敬之情。周尔晋先生是一位平常而不平凡的老人，他用中华民族的传统中医理论，多年义务为百姓治病，他发明的人体×形平衡法（以下简称×形法），惠及无数的人民，他无私奉献社会的精神让无数人折腰。如果没有亲身体会很难了解×形法的神奇效果，今天相聚在这里的人，大多都是见证过×形神奇的人！

周尔晋先生“只讲奉献，无索无求”的写作态度和“学习雷锋精神，无偿服务大众”的行医宗旨让我们所有人都深深的感动和敬佩，我们也是被他的这种精神所感召而相聚在这里。周尔晋先生无私的大爱惠及了全国以及许多其他国家和地区饱受病痛折磨的普通大众，他发明的×形法为人类健康做出了贡献，在国家提倡大健康的时代背景下，这意义非凡。

弘扬周尔晋先生无私奉献社会和人民大众的精神，已是我们这些坚定跟随周先生的×友们的自觉行动。全国的×友中涌现出了许多周尔晋先生大爱精神的践行者和传承者，有些我们知道姓名，更多的是默默奉献的朋友，在这里我们向他们表示最崇高的敬意，向你们学习！所有为×形法的推广做出贡献的朋友们你们都是好样的！下面我要向大家重点介绍几位×

形平衡法薪火相传的传播人。

周尔晋先生虽然走了，但他的儿子周淳继承了父亲传给他的火柴棒，一直在为×形法的发扬光大积极努力地工作着。他在长期跟随父亲的过程中学习积累了丰富的实践经验，现在经常为了宣传和教授×形法而奔波在全国各地，我们向他表示感谢。

在学习和宣传×形法的过程中，有一位必须说到的人物，他就是周尔晋先生8本书的责任编辑疏利民先生。在疏编辑的力荐和努力下×形法系列图书才能够顺利出版发行，如今，×形法走进了千家万户，无数的读者知道了只要拿起一个小棒子就可以不花钱把病治好，疏编辑功不可没，在此我们向他表示诚挚的感谢！

周老在书中曾提到的秦老汉，就是目前合肥×友组织的主要负责人秦本聪先生。秦本聪先生现已是一位八十多岁的老人，他早年多病，在通过学习和运用×形法祛除自己身上的疾病后，就努力宣传和推广×形法，不辞辛苦、不计报酬。他尤其擅长运用耳穴治疗疾病，是×形法中的“耳穴王”，利用×形法贴磁治病也是他的创新。让我们用热烈的掌声向秦本聪先生致敬。

牛先明是一位来自安徽省九华山下的普通农民，通过学习×形法不但治好了自己的病，还义务帮助家乡的乡邻治病，在长期的实践中积累了许多治病经验，今天牛老师将用朴实的语言向大家介绍他的经历。

黄善明老师，合肥的老×友，自学中医多年，在了解和掌握了×形法后，将其融入自己的临床实践，治病效果独特，并有了自己的专利产品。他经常为×友义务讲课，用自己的实际行动践行着周老的无私奉献精神，让我们向他表示热烈的欢迎和感谢。

左佑，安徽马鞍山人，自学中医20余年，接触×形法后，不断钻研，目前有学习笔记11大本，还自制了×形工具几十种。他秉承了周老的大爱精神，参加公益讲课多年，坚持用×形知识义务为人治病，获得了广泛赞誉！

袁兵，来自安徽蚌埠，自2000年从新安晚报上收藏周老的治病方子起，十几年来一直刻苦钻研周老的×形法，现已形成了自己的治病方法。

他遵循周老先生的谆谆教导，一直践行着周老先生的行医宗旨，弘扬和发展中医×形法，坚持义务为人治病多年，不计报酬、无私奉献。

江仪，广东肇庆人，2011 年 12 月在深圳南山区首次与周尔晋周老、周淳老师、廖荣伟老师等学习×形法！此后不断努力学习×形法，在学习过程中遇到的问题，大多都是通过电话向周老及周淳老师咨询。2012 年 5 月份开始，江仪协助老师们在全国各地推广×形法，后拜周老为关门弟子，从那之后他努力钻研中医知识、普及中医知识、弘扬中医知识！

李用象老师，合肥×友代表，大学本科毕业，他用自己学到的知识为大众治病，为普及×形法勇于担当，是合肥×形法群众组织的带头人。

程平老师，合肥×友组织主要负责人之一，退休后接触到了×形法并自病自治，收到了很好的效果，自此和×形法结缘。程平老师在合肥的×形活动中秉承周老先生的大爱精神，一直积极宣传推广×形法。多年来，不计个人得失、任劳任怨、无私奉献，用自己的实际行动，给他人带来健康和快乐！

相聚是短暂的，前行的步伐是永无止境的！没有豪华排场，我们是草根，不用豪言壮语，我们是草根，让我们这些植根于百姓之中的草根家庭保健员在中华大地这片广阔的天地里贡献出自己的一份力量。亲爱的×友们，让我们携起手来，努力前行，在周尔晋先生的大爱精神指引下，做好各自的工作，以人品立身，以周老“奉献就是成功，健康就是幸福”为座右铭，打造至真至纯至美的心灵高地。

合肥×友 **丁黎华**

2017 年 3 月 18 日

附录八

怀念周尔晋先生

春雨霏霏的夜晚，我静坐于书房，聆听着娇杨嫩柳沐浴的声音，没有“千树万树梨花开”的喜悦，有的是“满地残红宫锦污”的悲凉。心绪被绵绵的春雨浸扰着，我想起了生死，想起了遗憾与完美；梳理着自己疲惫的羽翼，我感受到岁月留下的痕迹、人生历程的得失与是非曲直，一份思念不经意间涌上心头，我深深地怀念一个人，怀念一位远在天堂的老者，我的恩师——周尔晋先生。

八十年代初，我赶上气功武功热，对人体经络穴位产生了兴趣，新安晚报连篇刊出的周老的《X形平衡法》使我坚定了探索人体自我保健治疗的信心。为了验证周老方法的实用性，我在两年半的时间里，每天风雨无阻地为人点穴治疗，这期间有成功的喜悦，也有失败的彷徨和沮丧。每每写信给恩师，恩师总是及时回信，既答疑解惑又鼓励支持。后来跟着周老参加了全国各地的交流会，得以亲自聆听周老的教诲、了解周老的传奇人生。那一段非凡的生命历程，让我感受到了自己的卑微，有了一颗敬畏虔诚之心。

三年前的春天，惊闻恩师仙逝，我陷入深深的悲痛中，很长时间都难以自拔。此刻，我怀念恩师，他是一个平凡的人、一个医界的拓荒者、一个大隐隐于市的圣者、一个救民于苦难的大丈夫！

所有热爱周氏平衡法的同仁们，让我们用敬畏和虔诚在内心深处摆下道场，用纯洁而坦然的目光点一炷心香，虔诚地拂去落满尘埃的祭坛，把真诚的祝福送给在天堂的周老。

怀念一个人最好的方式，就是秉承他的思想，继承发扬他的技术，接力完成他的心愿，传递他的大爱之心！

从洪荒的远古到今天，天高地远，微尘六合，让我们在博爱的氛围里剖白自己的心灵、感悟生命的真谛；让我们把自己融进苍茫大地之中，和着春色，枕着阳光，接受岁月的洗礼；让我们像当年的周老一样，凭着一颗大爱之心，践行大医精诚的济世情怀。

宣　宾

2017 年 3 月 23 日

附录九

感恩周老，怀念周老

——在纪念周尔晋先生逝世三周年活动上的讲话

周老，我们合肥×友怀念您！

×形平衡法在合肥扎根已有15年了。15年来，全国各地乃至其他国家×友都在孜孜不倦地学习、研究、发展×形平衡法；15年来，每月一次的×形法交流会从未间断、如火如荼；15年来，×形法治好了无数疑难病症，拯救了无数患者及其家庭。如今，让我们欣喜地告诉您，您老人家提出的“在全国培养一千万个家庭保健员”的目标就要实现了。

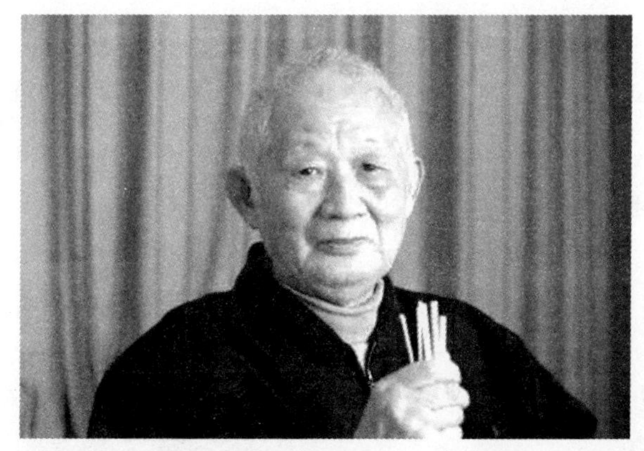

周尔晋先生

从《新安晚报》上每天一例的“×形法治病方子”到合肥工业大学出版社为您出版、发行的×形法系列图书；从您亲临指导的合肥杏花公园的“×形法公益活动”到现在合肥×友每月末在稻香楼街心公园迎曦亭举办的“×友见面交流活动”；近三年来，我们在每月第二个周末下午又增加了一次“×友学习交流会”。周老，您播下的×形法种子已在合肥这块土地上生根、发芽、开花、结果。

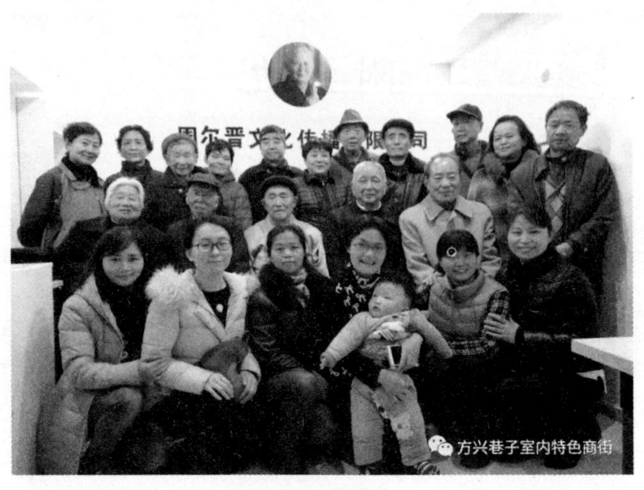

×友交流合影

周老，您在书中赞赏有加的肥西县自病自医的秦老汉，十五年如一日地带领着我们合肥×友学习、研究、宣传、普及×形法。另外，戴仁浩先生、刘凤民先生、池州农民×友牛先明先生、蚌埠×友袁兵先生、宣城×友彭贵华先生和马鞍山×友左佑先生等一大批老×友、新×友，都在学习您无私奉献社会的精神，誓把×形法的普及进行到底。左佑先生更是学习、运用×形法的翘楚，他撰写了十几本学习×形法的体会，发展创新了×形法。

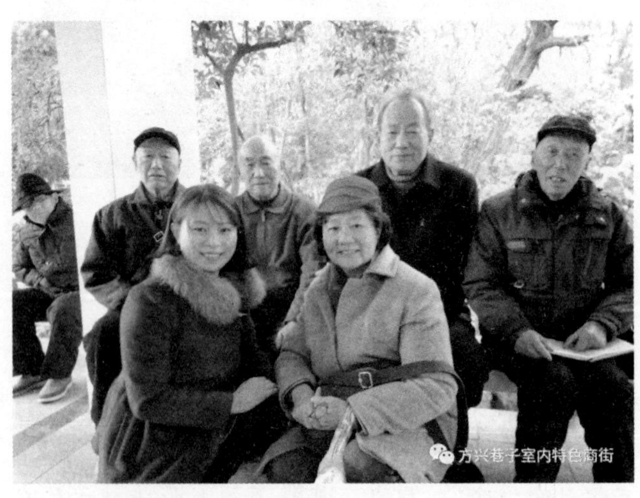

稻香楼街心公园迎曦亭月末交流会

周老，您的儿子周淳老师已在全国开办了三个“周尔晋文化传播有限公司”，他踏着您的足迹，义务接待了无数患者的问诊、咨询，很多疑难杂症的患者在他那里得到了治疗，重获了健康和快乐。虎父无犬子，周淳老师不愧为您的好儿子，他继承了您的遗志，将您发明的×形法无私地奉献给社会，做的是功德无量的好事。说到这里，我们来自全国各地的×友仿佛听到了您那爽朗的笑声。

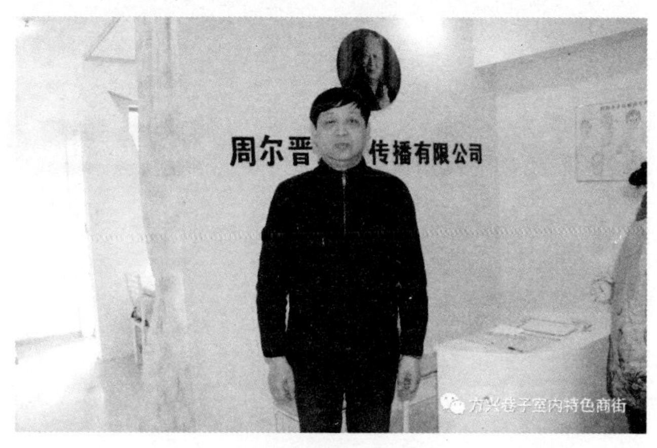

周淳

周老，我们合肥×友在您老人家的教导下，一心一意做公益，心无旁骛作奉献。我们期待和呼吁全国各地的×友们积极行动起来，在当地采用不同的方法宣传、推广、普及×形法，这是×形法的发扬光大，也是周老精神的不断传承。

合肥是×形法的根据地，无论何时，我们合肥×友都热烈欢迎全国各地的×友来此交流学习，让我们交流经验、互相学习、宣传×形、推广×形、更好地运动用×形，继续让×形法造福全国、全世界的人们。

周尔晋先生永垂不朽！

合肥×友　**程　平**

2017 年 3 月 18 日